GOBOOKS
& SITAK
GROUP©

遺忘力：大腦最強本能

忘掉想忘的，記得該記的，重新校正腦力健康

岩立康男——著
高秋雅——譯

高寶書版集團

目錄
Contents

第四章
大腦和身體協同運作

第五章
延長大腦壽命：打造「能夠遺忘的大腦」

目錄
Contents

前言

「忘記」是一件壞事嗎？

「忘記是不好的，應該努力不讓自己忘記」，很多人似乎都是以這個標準為前提來說話。

然而，最新的腦科學揭曉了一個事實：「大腦有主動抹去記憶的功能，而抹去記憶需要消耗大量的能量。」

這是為什麼呢？因為如果不忘記，我們就無法獲得新的記憶，也無法根據記憶來加深思想。

也就是說，要是無法忘記那些不必要的記憶，就有可能忘記造就你這個人的經歷——也就是最重要的記憶。例如自己的成長經歷、你的家庭、你的工作、你的朋友。

「遺忘」實際上是大腦最重要的功能之一。要是沒有遺忘，我們的生活會比現在還要困難許多，人類根本就不會有所發展。

話雖這麼說，可如果是在學校忘了帶課本或做作業，就會被老師罵「不要忘東忘西」，或是叫去走廊罰站。多數人都是被這樣教育長大的，對於「不該遺忘」深信不疑。

遺忘不是壞事，更確切的說，為了大腦可以健全運作，人必須積極地遺忘。這本書的目的就是讓大家意識到這一點，並運用適當的方法來「處理記憶」。

「忘了老朋友的名字」、「爬上二樓卻忘了自己本來要做什麼」，以上這些事情的發生，讓很多人會擔心自己是不是有失智症，「完了，我終於也開始忘記這種簡單小事了！」你是否正在為此煩惱呢？

但如後所述，這些人並不是失智症。這種事情的發生也許會帶來一些不方便，倒也還能正常生活。大部分的健忘，都是後文會提到的「情節記憶」，這些是可以遺忘的記憶。

我是一名臨床醫生，在門診進行大腦相關的診療時，經常會碰到懷疑自己有失智症的患者。這種時候，只要對患者說「下一次回診會問您前一天做的事情，請事先記好」，大多數的患者都能記清楚自己前一天做了些什麼。關鍵在於動機，只要大腦認定為必要，短期間內大略的事情都能記住。

如果在工作方面，能把昨天的會議內容、剛才看到的報紙文章中提到的全球經濟走勢等所有細節全都記住、今天一整天的行程也全記在腦子裡，俐落地逐項處理工作，那會很方便吧？真有這種人的話，一看就是個「精明能幹」的商務人士。

但這些記住的內容都是翻看筆記、會議記錄，或者上網搜尋就能馬上得知的訊息，基本上屬於可以遺忘的記憶。倒不如說，這些人以保留不需要的記憶為代價來記得這些事情，恐怕連最重要的「好好思考」都做不到。事實上，一個人越是善於思考，就越容易忘記不必要的記憶，也更容易吸收新的記憶。

「好好地忘掉」那些可以忘記的記憶，才是保持大腦靈活狀態所不可或缺的。遺忘，才能以記憶的形式獲取新的訊息，用自己的頭腦思考，是人類進化過程中最重要的事情。

在這本書中，首先將介紹「記憶的本質」和「記憶被消除的過程」，讓讀者了解遺忘對於提升大腦機能有多麼重要。接著將探討該怎麼做，才能忘卻那些「可以忘記的記憶」和「討厭的記憶」，並維持「不該忘記的記憶」。

此外還會談到，雖然健忘會隨著年齡的增長而頻發，但根據增長的歲數，也會有「其他的記憶」在增加。只要繼續讀下去，即使記性不如以往，你也能重拾自信，對遺忘的看法也將大大改觀。

在本書的後半部，我們將探討改善大腦機能和「適切記憶」的有效習慣。睡眠和運動等習慣，實際上也會對記憶和遺忘產生影響。如果我們不知道哪些習慣會影響記憶力，一不小心就會讓大腦養成陋習，「不該忘的記憶」記不住，「想忘掉的記憶」反而忘不了。所以，請務必詳讀。

讀完這本書的時候，你就會明白遺忘是維持健康大腦機能和獲得新記憶的關鍵。

無論是高齡長者，還是為健忘所苦的商務人士，或是把讀過的內容忘光的愛書人士，讀完這本書想必都會有許多體悟。

第一章

遺忘是大腦的進步：說到底記憶是什麼呢？

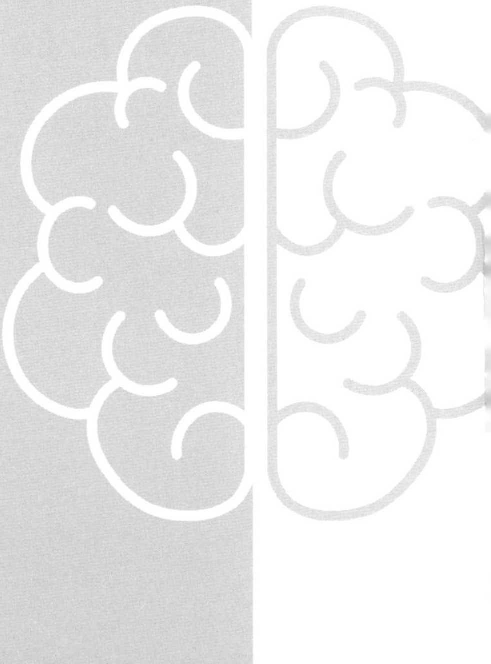

那你還記得一個禮拜前在想什麼嗎？

讓我在這裡問你一個簡單的問題。

「上禮拜，什麼事情佔據了你的腦袋？」

只要查看筆記或手機行事曆，就能發現「啊，對了，我在想這個案子該怎麼處理」、「剩三天就截止的文件進度告急，在想要不要取消禮拜天的聚會」諸如此類，我們可以回想起各種事情。但大部分都忘了吧，不是嗎？

「一個禮拜前你在想什麼？」其實是一個滿困難的問題。

當然，在這段時間內走到人生重大十字路口的人，例如被戀人提出分手的人，或是發現自己罹患重大疾病，正在和醫生討論治療方針的人，都會留下難以忘懷的記憶吧。或許會有「好想忘掉」的念頭，但這些都是絕對不能忘記的記憶。這麼大的事情，本來就是想忘也忘不了。這是因為，那些曾經深刻觸動

因衰老而健忘是大腦的進步

的確，隨著年歲增長，我們往往會忘記更多事情。

神經細胞會隨著年齡增長逐漸減少，所以能記住的記憶總量也不可避免會變少。另一方面，雖然說一路走來有不少記憶被適當地捨棄，長年積累的記憶量還是非常大的。相對地，分配給每段記憶的神經細胞就會變少，難以記住。年長者的大腦已經塞滿大量的記憶，沒有空間留下那些不需要的記憶。

年紀越大越健忘的另一個原因是，隨著年歲增長，經歷的事情越來越多，新鮮的全新事物也就越來越少。這意味著更少的情感體驗，許多事情都能平淡解決，以至於容易忘卻。

因年齡增長造成的健忘是理所當然的，就算變得不容易記住新事物，或是健忘的次數增多，也不是什麼疾病。邁入老年後的健忘，主要有兩個原因，一是「記憶總量變多」，二是「人生經驗豐富，做事情游刃有餘」。「啊！對啦！」而且往往經過一段時間，我們就能忽然想起原本忘記的事情，沒辦法馬上叫出藝人的名字，也不會有什麼困擾吧。

根據日本厚生勞動省的說法，失智症的定義為，「由於腦部疾病和障礙等各種原因，導致認知功能下降並影響日常生活的狀態」。多數情況下，衰老引起的健忘並不會影響日常生活，只是因為儲存的訊息量增加，導致迴路出現暫時的混亂。我不希望人們簡單地將其稱為「失智症」。

綜上所述，人老了自然會健忘，但現實上有些人並不承認這件事。「最近常常忘東忘西……」，在與許多患者交談的過程中，我發現笑著著來諮詢的人，絕大多數都是女性。許多男性不願承認健忘的次數變多，反而試圖與之對抗。他們不想輸給年紀，想知道有沒有什麼方法可以恢復記憶力。我能理解這樣的心情。「年輕的時候這種程度不算什麼」、「即使是現在這個年紀，只要稍微努力一下，肯定能像以前一樣記住事情」，大概是這麼想的吧。

不過，後面我會慢慢解釋，為了讓大腦的功能發揮到極致，還是忘掉它比較好。

而且隨著年齡增長而變化的，並不是「記憶力」，而是「如何處理記憶」。處理方式的改變，讓大腦更容易執行更多功能，可以說是大腦隨著年齡增長獲得的進步。

以現實問題來說，衰老引起的健忘可以理解為「大腦要我們改變生活方式」。我們忘記最多的往往是人名、今後的計畫以及瑣碎的數值等，所以要認真做筆記，積極使用智慧型手機的記憶輔助工具和提醒功能。首先，承認自己很容易忘記細節，並公開告訴周圍的人，也是有效的手段之一。只要大方承認，想必周圍的人都會微笑著幫助你吧。

另一個重要的對策是，隨著年歲增長，大多數的事情都能憑藉過去的經驗輕鬆完成，我們必須意識到這樣的「習慣」。

想要在習慣中留下記憶，就試著對周圍的事情積極地產生興趣和關心吧。

我們之所以容易忘記，是因為累積了很多經驗，比較少像年輕時那樣對事物感到激動。所以重要的是不依賴經驗，試著去感受這個世界的樂趣。今天的世界與昨天截然不同。

走進一間新開的店，或者用用看沒用過的調味料。試著從這些小事來感受「不同」吧。去一個從未去過的小鎮旅行，也是向大腦傳遞新鮮訊息的有效方式。

另外，累積許多經驗而有自信固然好，但如果不聽取周圍人的不同意見，就不能指望大腦有進步。價值觀或生活方式完全不同的年輕人的意見，也要有意識地傾聽。積極採納自己沒想到的意見，思考的時間可以活化大腦，有助於記下必要的訊息。

健忘的本質是「情節記憶」

其實，記憶可以根據性質分為幾種類型。讓我們看看有哪些種類。

首先，記憶大致可以分為兩種類型。一種是「陳述性記憶」，可以把事情轉換成語言來提取的記憶，以及「非陳述性記憶」，難以置換成文字的記憶。

前者的陳述性記憶分為「情節記憶」和「語義記憶」。

例如，想像一下自我介紹時的場景。你可以用文字表達你的歷史，比如你在哪裡出生，在哪裡長大，你的父母親是怎麼樣的人，你從哪所學校畢業等等，這在陳述性記憶中被稱為「情節記憶」。

情節記憶是對經歷的記憶、對回憶的記憶，伴隨著時間、地點等訊息，對過去事件的記憶。除此之外，它還包括想到「記憶」時所想像的一切，例如上禮拜日和誰去了哪裡，明天早上幾點前去學校等約定。

在我們稱為「健忘」的場面，很多時候指的就是這種情節記憶。而且研究表明，隨著年齡增長而逐漸衰退的記憶，就是以情節記憶為主。實際上，說自己變得健忘的人，忘記的往往都是相對簡單的東西，例如人名、日程安排和電話號碼。

另一個是語義記憶，稍微複雜一點。透過理解詞彙和某些現象的意義，我們可以在實際生活中直觀地知道「一天有24小時」，或是「冬天過後春天來了」。從「香蕉是什麼形狀，顏色是黃色的，香甜可口」等無論是誰都能從經驗中知道的常識，到「對量子力學和哲學等學科概念的高度理解」，都涵括在語義記憶中。而且構成一個人的根本，例如「人生觀」和「世界觀」，很大一部分也是由語義記憶構成的。

換句話說，在語義記憶中，比起能否轉換成語言，更重要的是對其意義的經驗理解。這也關乎我們對周遭世界的理解，隨著年齡的增長，這類知識會比年輕時還要更加豐富。即使我們沒有意識到這一點，也會在很大程度上決定了我們的行為。我們可以稱之為「智慧」。

圖1　記憶的分類

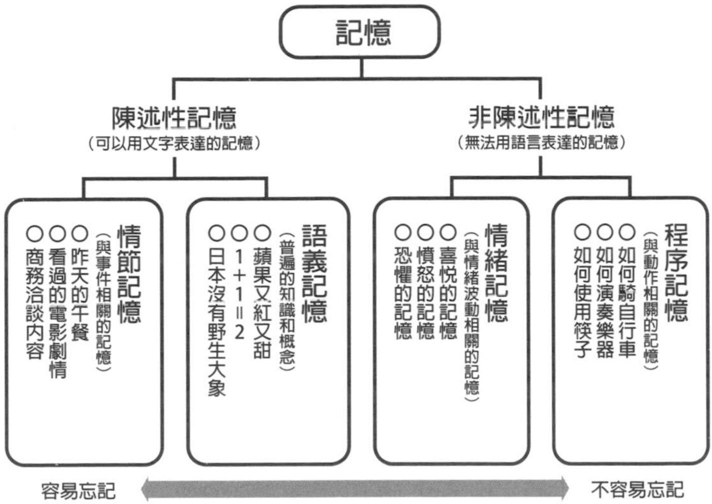

上一節講到，隨著年齡增長發生變化的不是「記憶力」，而是「如何處理記憶」。隨著年齡的增長，人類會優先保留語義記憶而不是情節記憶。換句話說，隨著年齡的增長，獲得新的情節記憶變得越來越困難，但語義記憶相對增加，所以大腦更容易在無意識中發揮更深層次的功能。

無法用語言表達的記憶會持續累積

與陳述性記憶相對的「非陳述性記憶」，可分為與運動和動作靈巧度等身體感覺相關的「程序記憶」，以及與喜悅、恐懼等情感相關的「情緒記憶」。

運動時的身體的運用極其複雜，涉及小腦和位於大腦深處的「基底核」。言語無法解釋我們如何在投球時使用身體，或是騎自行車時如何保持平衡。像這種難以轉換成語言的記憶，大多與「身體使用方法」有關，被稱為「程序記憶」。

另一方面，「情緒記憶」指的是接觸到眼前的事情或訊息時，會產生怎樣的情緒，而這種記憶也會對我們每天接觸訊息時容易產生什麼樣的情緒等傾向造成影響。即使觀看同一部電影，產生什麼樣的感受、喚起什麼樣的情緒，傾向因人而異。這種個體間情緒波動方式的差異，其實是由情緒記憶帶來的。

這些非陳述性記憶的特點是完全無意識地工作。

非陳述性記憶（程序記憶、情緒記憶）和上述的語義記憶，即使沒有以文字的形式在意識中被回憶起來，也一直在起作用。例如，我們在寫字或動筷子的時候，不會每一個動作都意識到自己是如何使用身體的。與情緒相關的記憶也會在無意識層面激發後續行為，並與人的性格和個性直接相關，例如「易怒」和「易哭」。

人類並沒有意識到，自己有很多行動和判斷，其實都是透過語言表達出來的。反而是這些「無法用語言表達的記憶」或「難以用語言表達的記憶」，在不知不覺中產生了持續的影響。考慮到對人的影響程度，可以說這種記憶比情節記憶起著更重要的作用，對生活有著決定性的影響。

此外，程序記憶、情緒記憶等非陳述性記憶，即使是在童年獲得的，也依然牢牢地存在著，終生都不會丟失。這些記憶不斷累積，不會被遺忘。

如前所述，所謂的「健忘」，主要是指無法完全回想起「情節記憶」。

回憶接收到的訊息被稱為「想起」，如果不能想起，在考試之類的場合就沒有幫助。「啊！就是那樣！」然而等考試一結束，有時會像這樣突然想起什麼。

記憶有濃淡之分，回憶的難易程度取決於與訊息相連的關聯有多少。很多人在準備考試時做的整理筆記、朗讀等動作，其實都是在建立多條路徑來確實記憶，讓記憶更好回想起來的合理戰略。

但是除了考試這樣的特殊情況，即使我們在日常生活中無法想起情節記憶，也就是健忘，也並不會對活下去造成決定性的不利。與失智症造成的生活困難相比，這類型的健忘完全是不同狀況。沒有必要拚了命想記住。

大腦與記憶的機制

讓我們花點時間解釋一下，大腦的工作方式和記憶的結構。雖然會涉及一些複雜的內容，但只要掌握原理，就能更容易理解記憶和遺忘。

大腦存在著傳遞記憶訊息的神經細胞（神經元），以及在鞏固記憶發揮重要作用的三種神經膠質細胞（星形膠質細胞、少突膠質細胞和小膠質細胞）。（參照拙作《脳の寿命を決めるグリア細胞》，暫譯《決定大腦壽命的膠質細胞》）雖然比例上存在較大的年齡和個體差異，平均來說，神經元約20％，神經膠質細胞約80％。

神經元的一端有成百上千個樹突，看起來像細細的樹枝，透過這些樹突接收來自其他神經元的信號，傳遞記憶訊息。然後將其轉換成電子訊號，流過一

圖2　神經元的構造

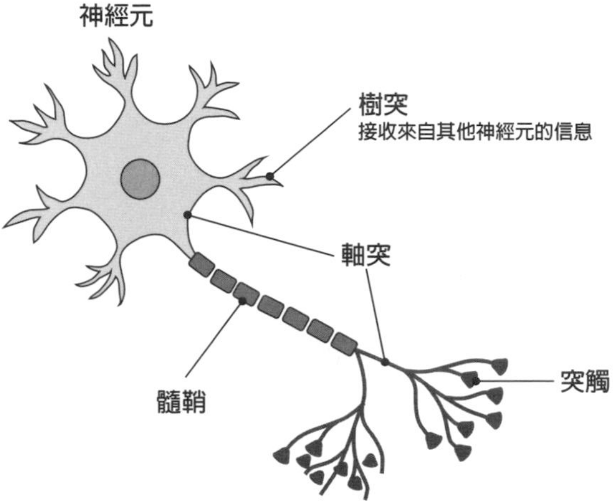

個相對較長的突起，稱為軸突（圖2）。到目前為止的流程，或許跟大多數人想像中的大腦運作方式很相近。然而在那之後，才是與電腦不同，活生生的大腦運作方式的精髓。

在每個神經元的末端，都有一個叫做「突觸」的結構，連接神經元並交換訊息。以突觸為媒介的神經元之間有一個小間隙（稱為突觸間隙），化學物質（神經遞質和離子）通過這個間隙進行交換。

接收訊息的神經元配備了從這些間隙接收神經遞質和離子的受

圖3　神經突觸是記憶訊息的橋梁

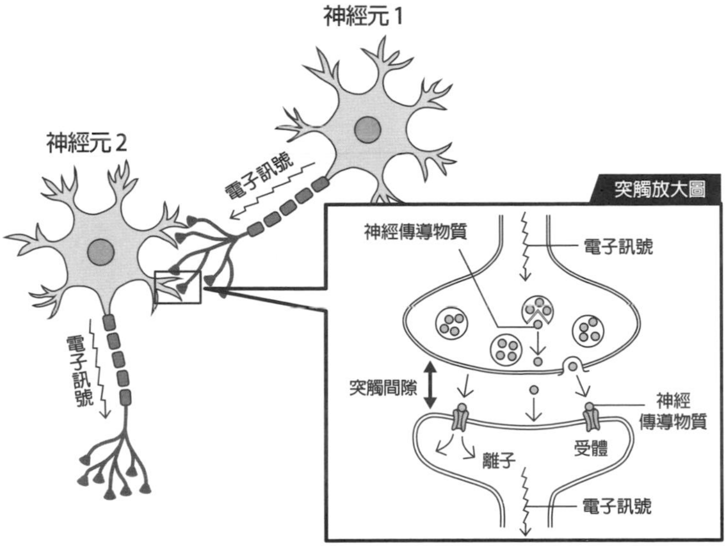

體，根據接收到的「化學物質訊號」，產生「電子訊號」（圖3）。

也就是在神經元之間的間隙中，將「電子訊號」特意轉換成神經遞質或離子等「化學物質訊號」，然後再次轉換成「電子訊號」。像這樣把與記憶有關的訊息從「電子訊號」轉換成「化學物質訊號」，就是大腦傳遞訊息的特徵。

為什麼要採用如此冗餘的系統？如果只是傳遞訊

息，只用電子訊號似乎更迅速、更有效率，但為什麼沒有這樣做呢？

理由竟然是「為了忘記」。透過神經突觸之間的化學物質交換，可以調節訊息的流動方式和記憶的留存情況，這將在下一章進行詳細說明。如果直接以電子訊號的形式傳輸，就很難發揮化學物質的「遺忘功能」，這將在後面詳細解釋。

大腦為什麼會擁有如此積極的遺忘功能呢？為了瞭解其中原因，讓我們先看看記憶的形成過程。

記憶是如何形成的？

記憶時主要運作的大腦區域，根據上述記憶的種類而有不同。可以用文字表達的「陳述性記憶」，主要使用海馬迴和大腦皮層。在難以用語言表達的「非陳述性記憶」中，運動技能等伴隨身體感覺的「程序記憶」，保存在位於大腦深處的「基底核」和小腦。而伴隨情緒體驗的「情緒記憶」，則是以杏仁核，一個與海馬迴相連的邊緣系統為中心（圖4）。

陳述性記憶中，位於顳葉內側的「海馬迴」起著重要作用。由於其重要性，「海馬迴」一詞經常出現在有關失智症的電視節目和報導中。也許是人們對這種疾病的認識提高了，當我在門診展示大腦的MRI圖像並解釋病情時，我經常被問到「醫生，我的海馬迴怎麼樣？」

使用小鼠進行的實驗也顯示出，海馬迴是記憶形成的重要場所。如果在實

圖4　記憶的保存場所

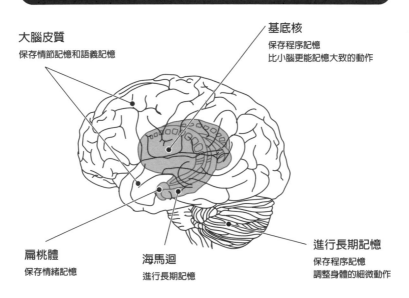

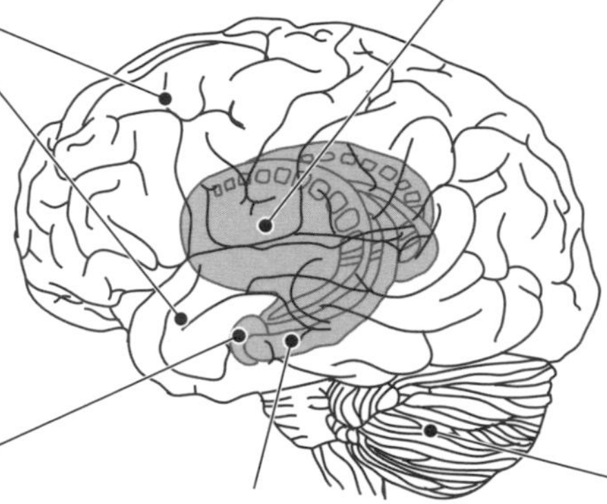

驗中用放射線照射海馬迴使其無法發揮作用，即使其他部分處於健康狀態，也無法形成新的記憶。這種海馬迴的萎縮，也就是細胞的減少，也高頻率地出現在阿茲海默症中。

作為製作記憶的重要作用，海馬迴根據記憶的資訊暫時改變突觸的形狀和功能，提高了傳遞資訊的效率。

陳述性記憶首先在海馬迴中形成。海馬迴作為建立記憶的重要區域，會根據需要記憶的訊息暫時改變突觸的形狀和功能，提高訊息傳遞的效率。具體來說，例如「突觸本身變大」和「神經傳導物質的數量，以及用來接收的受體數量增加」等變化。這種突觸傳遞功能的強化，在腦科學界被稱為「突觸可塑性」，是參與記憶形成的重要因素（圖5）。

突觸強度的增加意味著訊息更容易通過突觸流向下一個神經元，活化神經迴路本身。這樣一來，大腦這個系統就會做出一些細微的改變，使其能夠更恰當地應對下一次刺激。這就是「記憶」的實體。

記憶一般被解釋為「不忘記某件事，記住某件事」，但從更廣泛的意義上來說，可以理解為「大腦因環境刺激而發生的變化」。

獲得記憶後，大腦會改變突觸的強度並改變支持它們的神經膠質細胞的工作方式，從而改變大腦對隨後經歷的刺激的反應。

恐怕很多人都認為，記憶就像修建一條新的鐵路路線，是「從無的狀態中新誕生出來的東西」。透過獲取訊息，神經元之間形成了新的迴路。

但是，事實並非如此。在大多數情況下，記憶是藉由既有神經元之間的聯結方式的增強或減弱而形成的。換句話說，就是對車站進行改造，改善人流，

圖5　記憶來自於神經突觸的強化

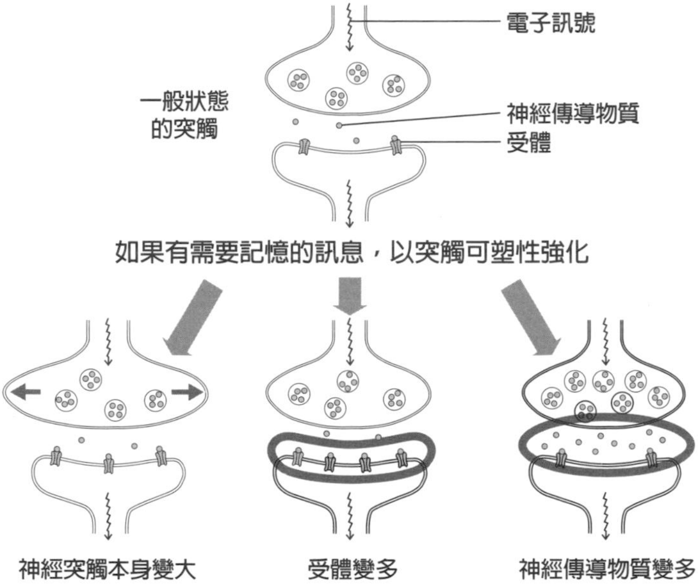

訊息傳遞力UP!! 這個變化就是「記憶」的本質

或者對電車本身進行改良，以便更快地運送更多的人。

至少在十歲之後，成熟的大腦不會為了記憶和學習產生新的神經迴路。成熟的大腦具有抑制用於新記憶的「神經纖維」生長的機制，防止神經迴路發生重組。這是由神經膠質細胞之一的寡樹突膠細胞產生的，名為「髓鞘」的膜組織的作用。

為什麼大腦在接收新的記憶時，不建立新的迴路呢？原因會在之後詳細說明，如果大腦的神經迴路每天都在更新，昨天能做到的事情今天可能就做不到了，昨天還知道的事今天可能就完全忘記了。那樣的話，不僅會很麻煩，而且根本就不可能活下來。因此，大腦並沒有選擇「創造新的神經迴路」這一條進化路徑。

這些功能使人們能夠根據自己的記憶進行「思考」。大腦已經進化到透過刺激突觸變化來創造記憶，並能夠從這些記憶中思考。

從海馬迴的「短期記憶」到大腦的「長期記憶」

事實上，即使記憶是由海馬迴的突觸可塑性形成的，大部分也只能維持幾十秒到幾十分鐘。這只是一個短暫的記憶。如果不在腦子裡一遍又一遍地重複那個記憶（重複發送訊號），也就是說，要是不在意識中回憶（稱為演練），那個記憶就會被抹去越來越多。這是因為對維持記憶很重要的突觸強度可以變強，也可能會變弱。

為了保持記憶的長期穩定，儲存位置必須從因訊息而變化的海馬迴神經迴路，轉移到大腦皮層神經迴路。舉個例子，「短期記憶」就像錢包裡的錢，「長期記憶」就像銀行存款。錢包裡的錢總是流動的，進進出出，而銀行存款則因不易動用而穩定，通常是逐漸積累和增加。

為了將儲存場所轉移到大腦，海馬迴中的突觸強度必須增強，然後根據剛

圖6 短期記憶→長期記憶的過渡過程

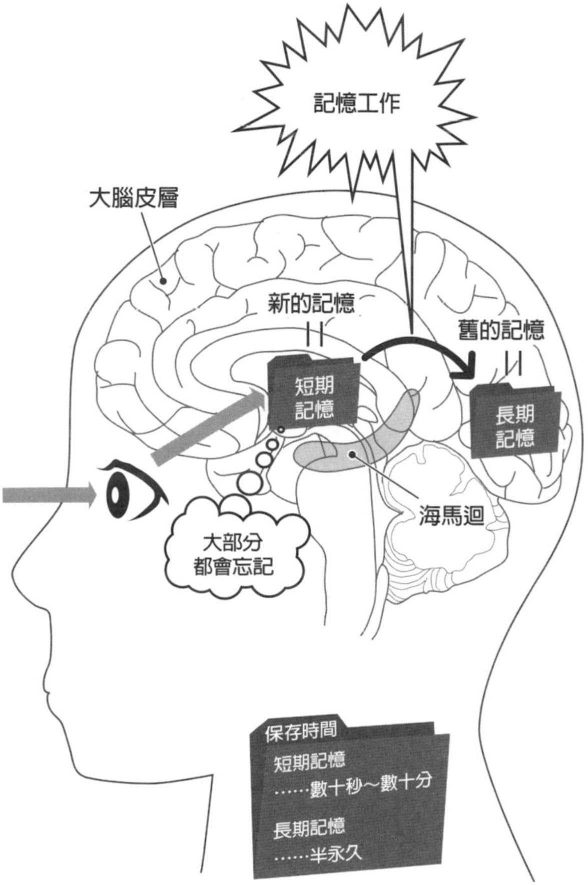

才的演練，多次釋放訊號，將該訊號傳遞給大腦，而大腦皮層的神經元也需加強突觸強度。藉由這樣的操作，長期保持的記憶被儲存在廣泛的大腦皮層中（圖6）。

這或許令人驚訝，其實記憶的形成與蛋白質有很大的關聯。無論是海馬迴的神經元，還是大腦皮層的神經元，在改變突觸強度的過程中，必然伴隨蛋白質的合成。因為蛋白質決定了突觸的形狀，分泌神經傳導物質的突觸囊泡及其受體都是由蛋白質構成的。

從海馬迴產生短期記憶，到轉變為大腦皮層的「穩定記憶」（長期記憶），這一系列過程中，蛋白質的變化是必需的。如果蛋白質得不到補充，我們人類就很難創造和維持記憶。記憶是由蛋白質構成的。

此外，關於從短期記憶到長期記憶的轉換，近年來不斷獲得新的見解。星形膠質細胞是一種神經膠質細胞，在海馬迴中發揮重要作用。每個星形膠質細胞都有超過十萬個以上的突起，這些突起相互結合，組成龐大的網絡，進行訊息的傳遞。

圖7　將神經元結合在一起的「星形膠質細胞」

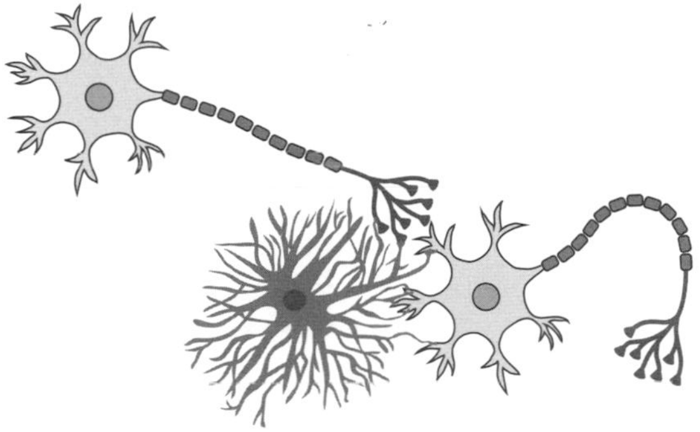

星形膠質細胞

由豐富突起組成的網絡，一次可以活動很多神經元。
從短期記憶過渡到長期記憶所必需的。

星形膠質細胞的突起數量是神經元的一百倍以上，從一次活動多個神經元這一點來看，可說是劃時代的網絡結構（圖7）。

近期的動物實驗發現，如果控制海馬迴的星形膠質細胞不發揮作用，短期記憶不會受到影響，長期記憶的形成卻受到阻礙。實驗結果表明，從海馬迴的短期記憶轉移到大腦皮層長期記憶的過程中，星形膠質細胞是必需的，其豐富的突起網絡被充分利用。可以毫不誇張地說，活體大腦的工作方式是在星形膠質細胞的控制之下。

為什麼新的記憶是從海馬迴的新生神經元形成的？

人腦中有一千億個神經元，儘管它們創建的網絡非常龐大，但它們當然不是無限的。如果只靠現有的神經元來應對新訊息，那就來不及了，因此在獲得記憶時會產生新的神經元（新生神經元）。

新神經元的產生被稱為「神經新生」，這種現象主要發生在生產短期記憶的海馬迴，而在保管長期記憶的大腦皮層絕不會發生神經新生。海馬迴是形成記憶的必要部位，是成人大腦中少數發生神經新生的部位之一。要獲得新的記憶，海馬迴中的新生神經元是不可或缺的。

然而如前所述，成熟的大腦不會產生新的神經迴路，神經網絡本身的骨架也不會改變。因此，如果不斷地產生新的神經元，那麼有限的空間就沒有空位了。大腦並非用來儲存所有的記憶。

面對有限的空間，大腦是如何應對的呢？令人驚訝的是，研究發現海馬迴中的新生神經元會清除舊神經元，我們獲得新記憶，而使舊的記憶被消除了。關於這一點，將在第二章進行說明。如果無法忘記，就無法獲得新的記憶。

那麼，為什麼新的記憶是由短期記憶的生產場所——海馬迴的新生神經元產生的呢？因為，這是避免儲存在大腦皮層中的現有記憶（長期記憶）受到干擾的有效手段。

假如新的訊息沒有經過海馬迴，而是突然以新的迴路進入大腦皮層，會發生什麼事？為了將新的記憶一下子存入大腦，作為長期記憶的保管庫，大腦必須改變與記憶相關的迴路。

這種情況下，過去長期儲存的知識和經驗將被陸續抹去、覆蓋和更新。你將失去自我的統一性，因為今天的自己與昨天的自己不同。

這種「覆蓋造成的變化」是很傷腦筋的。大腦的價值隨著儲存一個人的歷史而增加，它就是這樣子的器官。除非過去的經驗和知識保留下來，只有必要的部分發生變化，否則不能稱為進步。

覆蓋造成的變化，使我們無法從過去的經驗中學習，也無法避開不適合自己的環境和外敵。最終，社會將難以維繫，人類的生存將陷入危機。如果真是這樣，人類就不會進化到現在這一步。

因此，人類採取的策略是把新的記憶先集中到海馬迴，然後隨著時間推移慢慢將真正重要的訊息轉移到大腦皮層。而不是無條件地，將幾乎無限的新訊息吸收進大腦中。先讓海馬迴的新生神經元與之對應，只將重要的部分轉移到大腦皮層的保管庫，從這一點來說，可說是絕妙的戰略。

由於大腦採用這種策略，想要有穩定的長期記憶，就必須在獲得記憶之後不斷努力，刺激與該訊息相關的神經元網絡。這種「反覆刺激」才是大腦判斷訊息是否重要的根據。

也就是說，可以說大部分的記憶都注定要被抹去。考試前短時間內塞進腦海的記憶，由於沒有穩定地嵌入大腦皮層保持長期記憶的神經元網絡中，考試一結束就會迅速消失。

神經元網絡是有限的，如果考試時塞滿的記憶完好無缺地保留下來，就沒辦法吸收其他新的訊息了。臨時抱佛腳唸來的記憶大多會忘記，這是理所當然的，也是健全的。

在這些塞滿的記憶中，只有對今後人生有必要的記憶才會留在大腦中。除此之外，只要留下「那個資訊是被收在哪裡？」的概略印象就足夠了。這樣一來，就會留下「曾經記住這件事」的痕跡，之後再經歷的時候，「是這個嗎？」、「原來是這件事！」，像這樣子也能切實地感受到記憶的存在。到那時，記憶才會刻在腦海裡。

到目前為止，我們認識了「記憶的機制」來理解遺忘。下一章，我將詳細解釋本書的亮點——「遺忘」。

第二章

大腦擁有的「遺忘力」：透過遺忘獲得新的記憶

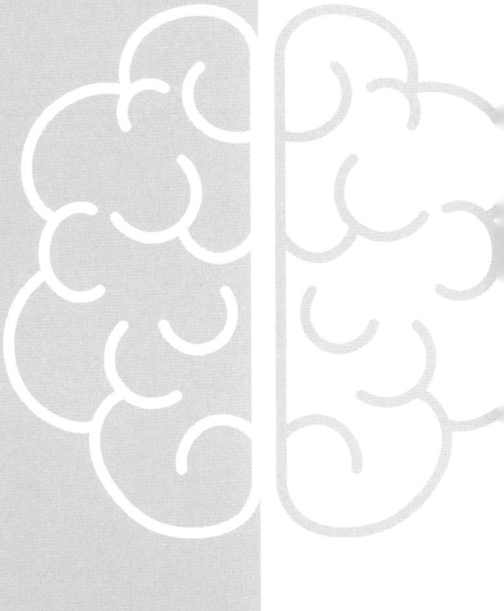

福爾摩斯是個健忘的智者

有些人記性很好，有些人沒有失智症卻很健忘。大多數的學校考試都是考驗記憶量多寡，記憶力越好的人會得到更高的分數。但是出社會後，也不能完全說記性好的人工作就做得好、對社會貢獻度就高。

市面上有很多讓你瞬間記住大量資訊的記憶力課程，但是能夠記住大量訊息並在社會上出類拔萃的「記憶大師」，倒是很少聽說。不如說，平時健忘的人似乎更能完成偉大的工作。

著名的實業家和創新者，未必都是博聞強識的人。大家至今為止遇見的人中，有沒有讓你想到的人呢？

一百多年前，出現了「健忘的智者」的象徵性作品：亞瑟・柯南・道爾的偵探小說《福爾摩斯》系列。

主角夏洛克．福爾摩斯是一名偵探，憑藉出色的觀察力和推理能力破獲許多疑難案件。然而，他的搭檔華生醫生第一次見到福爾摩斯時，卻很佩服福爾摩斯的無知。福爾摩斯連哥白尼的日心說或太陽系的構造都不知道。在接受這些知識之後，他甚至說：「努力忘掉它吧。」

他把大腦比喻成空間有限的「閣樓」，並向華生陳述自己的看法：「愚蠢的人會隨手把亂七八糟的垃圾塞進去，這樣有用的知識就無處安放，即使安放，也和其他的東西混在一起，再也拿不出來。」

然後繼續說：「如果認為這個小房間有可以伸縮的牆壁，可以無限擴展，那就是大錯特錯。每增加一些新知識，就是忘記以前學過的東西。所以最重要的是，不要填充無用的知識，而把有價值的知識擠出去了。」（出自《福爾摩斯探案全集1血字的研究》）

柯南．道爾在作品中披露了這種想法，他的先見之明令人瞠目。像福爾摩斯這樣的觀點，在作品誕生一百五十年後的今天，許多想法都被證明在腦科學上是合理的。

腦容量是有限的。而且，即使容量能不斷增加，也需要龐大的成本來維持，適切地連接儲存的記憶並不是一件容易的事。累積大量知識就能做出優秀判斷的認知是錯誤的，多餘的記憶、知識，反而是妨礙正確判斷和思考的噪音。藉由遺忘，大腦才能吸收新的記憶，以那個人的方式「思考」。

在第二章，我們將以最新的腦科學知識為基礎，介紹大腦擁有的「遺忘的腦力」，並告訴大家「如何面對遺忘」。

忘卻就是蛋白質被破壞

正如我們在第一章看到的，記憶的獲得，背景是與整個大腦相關的動態變化。蛋白質在形成記憶的「突觸可塑性」中起著核心作用。這是因為突觸的形狀、攜帶神經傳導物質的膠囊以及接收它們的受體都是由蛋白質構成的。

也許很多人會對「記憶是由蛋白質構成」這一事實感到驚訝。由於記憶是由蛋白質構成的，當然，「遺忘」也與蛋白質有很大的關係。

遺忘是蛋白質「被破壞」而產生的現象。

而遺忘分為兩種，一種是蛋白質在自然的時間流逝中被破壞而產生的「被動遺忘」，另一種是參與記憶的蛋白質被積極破壞所導致的「主動遺忘」。作為記憶基礎的蛋白質，會隨著時間的推移而自然發生崩解。與此同時，大腦也會消耗能量來積極地破壞蛋白質。

積極破壞與記憶有關的蛋白質，乍看之下是一種難以理解的現象。蛋白質會隨著時間的推移自然分解，神經元也會逐漸死亡和減少，為什麼還要特地消耗能量來抹去記憶呢？這是我在本書中最想強調的一點。讓我們來看看「被動遺忘」和「主動遺忘」。

被動遺忘

由於其脆弱的性質，構成記憶基礎的蛋白質注定會隨著時間的推移逐漸瓦解。所以即使不傾注能量，只要時間流逝，一定程度的遺忘就會自然發生。這就是「被動遺忘」。

與記憶相關的蛋白質，是如何隨著時間經過衰減的呢？

構成記憶基礎的蛋白質，是由二十種胺基酸以直線狀連接而成的分子（圖8），其長鏈狀結構「如何折疊」變得非常重要。因為折疊方式不只決定蛋白質的立體結構，其展現的功能也會受到影響。

而且蛋白質立體結構的維持時時需要能量，所以維持絕非易事。隨著時間的推移，其立體結構會自然瓦解。

倘若作為記憶構成要素的蛋白質劣化，立體結構崩潰，這樣的記憶迴路就

圖8　蛋白質的構造

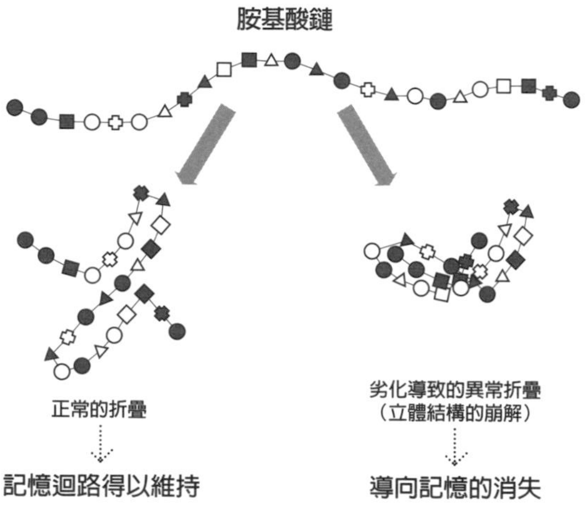

很難維持下去。

「內質網」是細胞內部的功能構造之一，控制蛋白質的品質，包括它們的折疊方式。有缺陷的蛋白質越多，其負擔就越重。劣化的蛋白質不僅造成突觸功能的障礙，還會導致「內質網壓力」，使細胞死亡。

另外，立體結構崩壞的蛋白質往往會發生「聚集」，一種多個蛋白質黏合在一起的現象。聚集的蛋白質無法排出或分解，只能停留在原地，損害細胞功能。

記憶相關迴路的刺激不足，會

加速崩壞的速度。少了經由回憶反覆流動的電流刺激，就無法提供維持蛋白質立體結構所需的能量，也無法合成新的必需蛋白質，最終導致與記憶相關的蛋白質崩壞。這樣一來，要維持迴路就變得困難。

蛋白質的自然崩壞會損害神經突觸功能，導致記憶的消失。正如生命因為有死亡而不斷進化一樣，大腦也經歷著「蛋白質的產生和死亡」，循環蛻變、適應環境。大腦將訊息轉化為記憶時，會合成蛋白質來強化神經突觸的功能。不需要時，蛋白質會自然破壞，使神經突觸的功能恢復到原來的狀態。

可以說蛋白質的崩壞，也就是遺忘，促使大腦響應環境的變化而發生變化，從而進化。

主動遺忘

前面敘述了蛋白質隨時間經過而崩壞的「被動遺忘」，與此同時，如果積極地破壞與記憶相關的蛋白質，或者合成蛋白質來促進記憶迴路的崩壞，遺忘的速度就會進一步加快。

實際上，大腦正在產生這種「主動遺忘」。大腦不僅沒有試圖保留記憶，反而迅速將其消除。

為什麼會發生這種主動遺忘呢？

成熟的成體本來就討厭改變。這被稱為「恆定性的維持」，是生物體的主要原則。例如對於體溫的變化，身體會透過排汗和血流量的變化來調整回原來的狀態，這是可以實際感受到的。

在大腦中也是如此，我們在日常生活和工作中接收到的大量訊息，不可避免地會改變大腦的狀態。新的記憶可以說是「威脅大腦恆定性的變化」，為了應對這些變化，生物系統會發揮「恆定性維持」的力量，使之恢復到原來的狀態。

訊息使蛋白質的合成和突觸強度發生變化，為了維持體內平衡，大腦會試圖將突觸的強度恢復到原本的狀態。然後，積極地清除與該記憶相關的蛋白質。如果蛋白質的合成量比原本的狀態還多，就會使合成量回復原狀，同時積極分解蛋白質，使其變回原來的狀態。

令人驚訝的是，研究人員發現了一種積極促進遺忘的蛋白質。它是一種叫做「Rac1」的分子。

該分子屬於稱為「低分子量G蛋白質」的蛋白質群組之一，在細胞內的訊息傳遞中，發揮促進傳遞的開關作用。這些分子還關係到細胞的形狀、運動、細胞之間的黏附以及基因的使用方式，其作用是多方面的。

研究表明，Rac1一出現，就會引發主動遺忘。Rac1還具有改變「肌動蛋白纖維」的細胞骨架形狀的功能，該功能與製造突觸的重要細胞突起的消失有關，從而導致突觸收縮和記憶消失。

促進主動遺忘的「Rac1」在什麼情況下會增加？Rac1 增加的情況，是對新訊息感到興奮，多巴胺大量分泌的時候。後面會詳細解釋，製造多巴胺的神經也大量分佈在海馬迴中，它會觸發神經突觸變化，促進新記憶的產生。為了應對這些變化，大腦會同時活化 Rac1 並抹去舊記憶。

很多人可能會對「大腦主動產生破壞記憶的蛋白質」這一事實感到驚訝。我自己也是在認知這個事實之後，開始能原諒自己的健忘。在那之前，我一直為此鬱悶、生氣、失落，心想：「為什麼這麼簡單的事情都想不起來！」但現在真的輕鬆多了。遺忘，可以說是你在挑戰新事物的證明。

積極消除記憶的不僅只是「Rac1」。使用頻率較少的神經元，會被大腦中的免疫細胞「小膠質細胞」確實地收割。小膠質細胞是神經膠質細胞的一種，它會吞噬並消除形成低活性突觸的海馬迴神經元。這項作業用來鞏固長期記憶，主動去除不工作的冗餘神經元，使常用的神經元更容易運作，從而形成高效迴路。

這是因為，低活性神經元的連接若是大量存在，會在迴路運行時造成噪聲。如果加入大量多餘的信息，處理就需要花費時間。以結果來說，可能會無法進行適當的處理。把比較常用的「可靠訊息」組合起來推導出結論，應該會更有效率。因此，小膠質細胞透過收割電路活動低的神經元，來優化那條神經迴路。

大腦這種「為了積極忘記而不斷努力」的結果，讓需要的記憶得到適當的維護，使大腦的機能在思考、感情等各方面都能保持健全。

為了獲得記憶，消除舊的記憶

事實證明，大腦不僅會主動消除記憶，還非常周到。如同第一章大致提到的，為了獲得新記憶而產生的新生海馬神經元，反而會倒過來清除舊的海馬神經元。

許多使用實驗動物進行的記憶研究，都利用了這樣一個事實。首先從地板給予電擊，讓動物學會恐懼，之後再現當時的環境時，動物會因恐懼的記憶而僵住動作。新神經元的產生對於獲得新記憶至關重要，其生產量可以透過運動增加，也可以透過輻射和特定的抗癌藥物減少。用這些方法增減新生神經元的生產量，測試動物是否記得還記得恐懼的記憶。

實驗結果表明，透過運動來增加生產新生神經元的「神經新生」，可以減少因恐懼記憶而僵住的次數。藉由運動刺激神經新生，可以促進遺忘腦海中與恐懼相關的記憶。相反，許多研究人員證實，抑制神經新生會使新的記憶難以形成，也會消除運動帶來的遺忘促進作用。

也就是說，減少海馬迴中的神經新生，就可以長期維持海馬迴中的現有記憶。換句話說，只要沒有獲得新的記憶，之前獲得的記憶就容易留存下來。新產生的神經元則會積極地清除舊的記憶。

人類也是如此，沒有獲得新的記憶，我們遺忘的頻率就會降低，現有記憶的保留時間也會更長。

在這種積極消除記憶功能的影響下，海馬迴中較舊的新生神經元，除非透過演練（反覆回想）移動到儲存長期記憶的大腦皮層，否則會被海馬迴中不斷產生的新生神經元逐漸清除。正所謂適者生存，海馬迴是新生神經元的搖籃，是不斷進行激烈生存鬥爭的地方。

這個機制的最大亮點在於，為了產生與新記憶相關的新生神經元，必須在物理上為它確保空間。為此，必須積極消除老舊的新生神經元。

這就像生命的世代交替。如果舊的個體永遠生存下去，新的個體就沒有誕生空間，整個「物種」無法適應新環境，最終所有生命都會走向滅亡。

同樣，新生神經元也在不斷更替，舊的記憶讓出位置，才有新的記憶誕生，人類才得以進化。如果無法遺忘，我們將無法擁有新的記憶，無法適應新的環境，無法作為個體成長，無法作為物種進化。正因生命和記憶都在持續變化，我們才能不斷邁向未來。

遺忘會隨著時間進行

前面介紹了，蛋白質的形成與崩壞，是記憶的獲得和遺忘的背後原因。蛋白質容易被破壞，而且大腦會積極製造促進遺忘的蛋白質。那麼，記憶一旦形成，要多久之後才會消失呢？

「艾賓浩斯遺忘曲線」是顯示這一現象的一個著名圖表。橫軸是時間的流逝，縱軸是記憶的比例。這條遺忘曲線顯示，從獲得記憶開始，42％的記憶在二十分鐘後丟失，一小時後失去56％，一天後失去74％（參照下頁圖表）。而且一個月後失去的記憶占79％，也就是說，記憶在最初的二十分鐘內遺忘的速度最快，一天後還記住的事情，一個月後還記得的可能性很高。在老鼠和果蠅等實驗動物身上也得到幾乎相同的結果，它們的記憶量在最初的二十到三十分鐘內迅速減少。

艾賓浩斯遺忘曲線

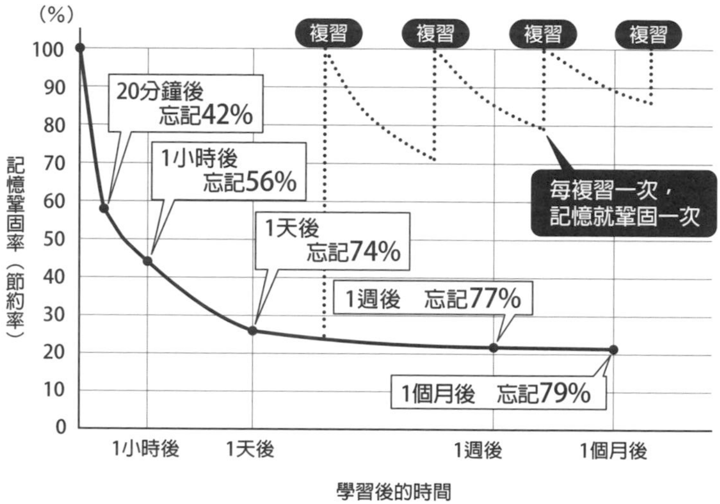

也就是說，本來在三十分鐘以內複習是最有效率的，也最能促進記憶的鞏固。

而且過二十四小時之後，無論是一天後還是一週後，複習的效率都不會有太大的改變。如果有什麼不能忘記的事情，就盡快在腦子裡反芻一下。如果不那樣做，大腦就會判斷它為「不是特別重要的訊息」，記憶就會被抹去越來越多。這是正常的生理現象。

順帶一提，「主動遺忘」和「被動遺忘」的工作方式也會隨著時間推移而發生變化。

將實驗動物進行基因改造，使破壞記憶的蛋白質「Rac1」不起作用後，發現在最初的三十分鐘內，實驗動物記憶衰退的速度幾乎沒有區別。也就是說，最初的三十分鐘與其說是主動遺忘，不如說與被動遺忘有關。

之後，長達二十四小時 Rac1 不起作用的情況下，記憶衰減較小，而二十四小時後，無論 Rac1 活躍與否，幾乎沒有差別。也就是說，獲得的記憶會在前三十分鐘內因蛋白質的自然崩壞迅速破壞。而在三十分鐘後到二十四小時之內，Rac1 會開始發揮作用，積極地消除記憶。

Rac1 的這個功能，可以在一定程度上控制「不想忘記的事情」和「想忘記的事情」。首先，創造一段不想忘記的記憶後，至少那一天之內避免接觸促進神經新生的運動，或者其他會刺激 Rac1 的令人興奮的訊息。因為會發生如前所述的主動遺忘。雖然很少有人會在考前念書後出去玩，可以的話，還是暫停每日慢跑之類的活動，直接好好睡一覺比較好。

遺忘曲線經常被引用在「避免忘記」的語境中，但它也可以用來「為了忘記」。尤其是難以忘記的「不愉快的記憶」。為什麼「不愉快的記憶」很難忘記呢？原因是這些記憶觸動了我們的情緒，使我們一遍又一遍地反芻那段記憶。想必大家都有這樣的經歷：一想起某件事，就陷入「要是那樣做就好了」或者「要是這樣做就好了」的思緒。

然而，這個舉動就是在一遍又一遍地「複習」不好的記憶。如果有一件不愉快的事情想要忘記，盡量不要回顧事情本身，只接受心情低落的感覺就好。不要馬上「複習」不愉快的記憶，而是在第一天盡可能讓大腦忘掉越多越好，就不會拖得太久。

從剛才提到的 Rac1 來看，如果我們用相反的方法來鞏固記憶，就能幫助我們忘記不愉快的記憶。也就是說，如果有想要忘記的經歷，可以去運動轉換心情，或者什麼都不要想，專心玩能讓自己全心投入的遊戲。當我們專注於某件事情時，就會像前面說的那樣，大腦將沒有時間演練，這會促進多巴胺的分泌，讓我們忘記不愉快的記憶。

即使認為自己忘記了，但在潛意識裡還有沉睡的記憶

前面說過，大腦會收割神經突觸，或者將神經元引向死亡的方向並去除它，用這個方式積極地消除記憶，這樣激進的事情一直大腦中進行。但有一點不能誤解，那就是「一段記憶」並非嚴密地對應「一個神經元」、「一個突觸」、「一個蛋白質」。

說到底，記憶是因為某個神經迴路的電子訊號變得容易流動而產生的，所以即使一個蛋白質被破壞，也只是「電子訊號變得不太容易流動」這種程度的變化，並不代表記憶本身已被完全刪除。

例如不記得自己在電視上看過的名人或演員的名字，應該記得的事情卻怎麼也想不起來。從過一段時間就會突然浮現腦海的事實來看，也可以知道記憶並沒有被完全消除。這叫做暫時性失憶，只是在龐大的現有記憶中難以找出特

定記憶而已。

以前我在某個聚會上跟人打招呼時，曾因想不出相關人士的名字而感到困擾。不用說，事後當然感到非常難堪。

考慮到記憶的機制，會發生這樣的情況也是理所當然的。即使獲得一段記憶，也不代表擁有只與那段記憶相關的獨立迴路和細胞，記憶被埋沒也就不足為奇了。所謂的記憶，只是在龐大的神經元網絡中，與該記憶相關迴路中的突觸傳遞強度稍微增強而已。之所以無法提取，可能是與該記憶共用神經元的另一個神經迴路正在受到刺激，或是相關的蛋白質略有減少。

我和那些名字不容易想起來的人之間，是每隔半年會說幾句話的關係。在沒見面的這段時間裡，神經突觸的強度被各式各樣的因素削弱，沒辦法馬上叫出名字也是很有可能的。換句話說，暫時性失憶就是神經突觸的強度減弱了，變成在龐大的記憶中難以找到的「微弱記憶」。

如此微弱的記憶，可以說是要動用整個大腦網絡，搜尋與那個人有關的其他人和事件的記憶，才勉強找到的程度。

而已經淡化的記憶，會因為種種原因想不起來。話都說到嘴邊了，卻怎麼樣都想不起來，這種經歷想必大家都有過。最常見的原因是一種叫做「干擾」的現象，由於不同的記憶迴路被活化，導致某個記憶難以回想起來。出現這種現像是因為，一個神經元並非對應一段記憶，而是被許多記憶共享。

類似的原因還有「由於想起其他相似的記憶，阻礙了目標記憶的恢復」。專業術語叫做「提取引發遺忘」。這個詞乍看之下讓人摸不著頭緒，它的意思是，如果你想起與你想找出的記憶相似的記憶，就很難找到原本想回憶的記憶。在考試或測驗之類的場合，也經常會遇到這樣的情況。當你試圖回想一個人名，卻想起與正確答案不同的相似名字，結果就卡住了，無法繼續往下想。

另一個使微弱記憶難以想起的原因是，「如果在想起來之前受到其他刺激，就很難回想起來」。它涉及一種叫做多巴胺的神經傳導物質。產生多巴胺的「多巴胺產生細胞」在海馬迴中延伸豐富的纖維，有利於新記憶的形成。相反地，喚起已儲存的舊記憶的功能就會減弱。

這些因素造成的暫時性失憶，並不會改變相關神經迴路的結構，所以過一段時間再受到其他刺激，就會忽地想起。在大多數情況下，這是完全沒有問題的。只是叫不出關照過自己的人的名字是很失禮的，得多加留心。對於那些一旦忘記會顯得自己不得體的名字，最好時不時回想一下，活化迴路以備不時之需。

另外，這些統稱「微弱的記憶」也有濃淡之分。有些是暫時性失憶，只要稍加提示就可以想起來，也有些是完全想不起來的。難道那些怎麼樣都想不起來的記憶，都被大腦完全丟棄了嗎？

其實有很多事情是沉睡在潛意識裡，儘管完全想不起來，卻在不知不覺中影響那個人的行為。記憶的分類中提到的「語義記憶」、「情感記憶」、「程序記憶」，即使沒有被意識到，也會對那個人的行動產生很大的影響。

我們意識到的「遺忘」以「情節記憶」為中心，但也有一些本應遺忘的情景記憶，被隱藏在我們的潛意識之中。

你有沒有過這樣的經歷，明明記得課本的內容，考試時卻幾乎想不起來，成績一團糟？然而補考的時候，儘管只有在前一天草草地翻一遍課本，結果還是能順利答題，取得不錯的成績。

即使想不起來，記憶的迴路也有可能已經很完整了。只要最後一段連接起來，就有可能出現在意識中。記憶並不是非0就是100，即使無法以清晰的形式在意識中回憶起來，大腦深處也有許多沉睡的記憶。而沉睡在潛意識中的記憶碎片，則形成了判斷能力。就算一時想不起來，那些記憶也絕不會白費。

千萬別覺得「反正都會忘記，根本不用那麼拚命唸書」，完全不需要為了這種想法放棄。讓大腦嘗試各種不同的新事物，不斷忘掉舊的記憶吧。

第三章

有永遠不會忘記的記憶

嵌入神經迴路的記憶不會被遺忘

到目前為止，我們仔細研究了遺忘時大腦中發生的事情。「大腦具有主動遺忘的能力」，為了獲得新的記憶，大腦會積極地消除記憶，這件事想必對許多人來說是一種衝擊。

然而，關於不愉快的記憶卻是忘不了的。而不愉快的記憶，會阻礙人的所有行動，在任何場合下都令人傷腦筋。對許多人來說，其實比起忘記，「想忘卻忘不了」才是更棘手的問題。

除了這些「想忘卻忘不掉的記憶」，怎麼走路、怎麼騎自行車等身體的活動方式，還有個人好惡與嗜好等，也是一輩子都不會忘記的。

在大腦積極清除記憶的過程中，這些「不會忘記的記憶」具有什麼樣的特徵呢？這一章，我們就來看看「不忘」的腦科學。

尚未固定下來的記憶，總是暴露在遺忘的浪潮中，絕對不是穩定的狀態。另一方面，一旦記憶被編入神經迴路，就會成為難以忘記的強固記憶。

大腦中會形成什麼樣的神經迴路，取決於遺傳因素和童年時期（大約八到十歲）的環境。固定神經迴路的髓鞘的形成，在大腦的深部、腦幹、間腦、海馬和杏仁核（邊緣系統）等，在三歲之前就結束了，最晚的額葉也會在八到十歲之間結束。

程序記憶、情感記憶等「非陳述性記憶」大多輸入大腦深部，通常到三歲左右就會被編入神經迴路中，之後幾乎不會改變。

這些神經迴路的記憶，是構成那個人的根基記憶，不論喜歡與否，都會伴隨一生。特別是恐懼和喜悅等個人的情緒面向，可以說是無法改變的。

既然是不可改變的，那麼即使這種氣質不是自己理想中希望的，不如正向地把它視為自己的優勢會更有建設性。因為與生俱來的氣質，是你的父母盡全力送給你的禮物，也可以說是支撐人類發展的多樣性的根基。

大腦深處的神經迴路固定後，「自我意識」、「行動動機」、「自我約束」和「同理心」等機能，也會隨著時間的推移逐漸成熟。掌管這些功能的額葉，在人類身上高度發達，由於它的成熟需要一定的時間，所以額葉負責的機能會持續成長到十歲左右。

這些額葉功能，過了十歲被編入神經迴路後就不會忘記。而這些差異催生出個性，形成行動上的不同與擅長不擅長。例如職場上情緒控制力強的人可能會被周圍評價為溫厚、值得信賴，但相反地，他們可能更容易累積壓力。不善於控制情緒的人，可能更容易與周圍的人發生爭執，但在某些情況下，他們比較能發揮領導力，團結夥伴渡過危機。

這種個體差異與人類多樣性一樣重要。如果每個人對環境變化的反應都一樣，人類的未來將會黑暗許多。

十歲左右前由神經迴路形成獲得的記憶是非常牢固的，與之後透過神經突觸所獲得的記憶本質上是不同的。就算是覺得自己忘東忘西的人，也不會忘記自己的名字、出生在哪裡、父母是怎樣的人等，這些「證明你是誰的記憶」，也就是編入神經迴路的記憶，是不會忘記的。除了嗜好和價值觀，「對什麼感到高興」、「對壓力有什麼反應」等所謂的性格也不會改變。

使我們生氣和快樂的因素可以極大地改變我們的生活方式。正因如此，十歲之前的你有什麼樣的經歷、有什麼樣的想法，這一點變得非常重要。

所以，趁孩子年紀還小的時候，就讓他們記住「人生是如此快樂」吧。把「大家都為自己的存在而高興」的想法灌輸至大腦深處吧。這些記憶將會留存一生，成為生命中最寶貴的財富。

觸動情緒的事件不會忘記

另一方面，目前為止說明的由突觸可塑性形成的記憶，也就是我們在說「健忘」時經常提到的情節記憶又是如何呢？這種類型的記憶，藉由在突觸中合成各種蛋白質，並改變突觸強度來產生記憶。相反地，我們也看到它會積極地破壞構成記憶的蛋白質來促進遺忘。

神經突觸的記憶基本上都是形成後又消失，如果有難以忘記的記憶，那就是「觸動情緒的記憶」。

記憶首先由海馬迴的新生神經元形成，然後轉移到大腦皮層儲存，而與海馬迴相鄰的「杏仁核」是產生情緒的部位。為什麼產生情緒的杏仁核和產生記憶的海馬迴相鄰呢？

因為觸動了情緒的事件，才是在容易流逝的突觸記憶中最優先留下的東西。

如果有一件事情讓你感受到強烈的恐懼，那麼從下次開始就必須避免那個行為，否則你的生存將受到威脅。如果有一件事情讓你感受到極大的喜悅，你就會想盡可能地去體驗。

如果你忘記那些給你帶來巨大危險，以及給你帶來巨大回報的情況，你就無法快樂和安全地生活。其他像是「保護自己的人是誰」，也是我們生存不可或缺的記憶。為了不忘記這些最重要的記憶，海馬迴和杏仁核相鄰，形成豐富的網絡，才能牢牢記住「觸動情緒的事件」。

從「那傢伙說了失禮的話讓我覺得很火大」、「那個主管唸我唸個沒完，真不開心」等負面情緒，到很高興被同事感謝等正面情緒，引起情緒波動的事件是多方面的。尤其是在人際關係方面，由於負面情緒的記憶縈繞在腦海中揮之不去，導致心情壓抑，想必很多人都有過這樣的經歷。

也許你會認為，這應該與生存無關，為什麼呢？但是並非如此。只要人類是群居動物，了解自己在社會中的位置就與生存直接相關。如果被驅逐出社會，不僅是人類，很多動物都將無法生存。在意和忘不了都是理所當然的，我們應該這麼想。那我們該如何與這些「不愉快的記憶」相處呢？

如何忘記不愉快的記憶？

杏仁核產生的恐懼和憤怒等情緒，會導致腦幹分泌一種叫做去甲腎上腺素的神經傳導物質。研究表明，產生去甲腎上腺素的神經元，實際上也向海馬迴發送豐富的神經纖維，這種刺激會促進「神經新生」，從而產生記憶所需的神經元。如此一來喚起情緒的記憶就會牢牢地刻在腦海裡，這些記憶對生存很重要，但同時也會引起焦慮和壓力，對我們的身體造成負面影響。

在我們人類的大腦中，過度焦慮和壓力導致的代表性疾病，就是「憂鬱症」。一旦有了憂鬱傾向，就會陷入「反芻思考」，同樣的擔憂和消極的想法也會在腦海中不斷盤旋。

其他像是撞見衝擊性的場面、被人嚴重誹謗，或是在重要的棒球比賽犯了嚴重失誤……這些負面記憶不只讓情緒波動過大，對未來的自己也毫無幫助，這就是所謂的「創傷」。

即使沒有面臨那種程度的挫折，在與周圍的人比較出來的差異，以及被不禮貌的態度對待時的不快等都會成為壓力，日積月累就會導致「憂鬱」的發作。

這些消極的想法和焦慮的感受在我們的腦海中反覆循環，不斷刺激記憶迴路，所以無法啟動「遺忘機制」。於是乎，你會越來越焦慮，心情也會變得更加低落。焦慮和壓力可以說是長時間的情緒波動，焦慮會使記憶不斷受到刺激而強化。

那麼，我們能做些什麼來忘記不好的記憶，減輕焦慮呢？

這也許令人意外，但首先要做的不是讓焦慮遠離，而是好好地感受低落。直面這個現實，有時也要承認自己的能力不足。

為了緩解焦慮而「暫時沉浸在焦慮中，充分感受低落」，這看起來似乎有些矛盾，為什麼感受低落很重要呢？

因為心情低落、對什麼事情都提不起勁而無所事事的這段時間，很難在記憶中留下什麼印象。

這與運轉大腦的兩大系統「集中系統」和「分散系統」中的分散系統有關，第四章將會詳細介紹。

「集中系統」是大腦中的一個網絡，在集中精力完成某項任務或目的時啟動。所以，集中注意力時會抑制「分散系統」。當大腦根據過去的記憶來運作時，會啟動分散系統。分散系統的特徵是，運作時不會接收新的訊息，而心情低落會活化這個分散系統。

分散系統啟動時，會使新生神經元的數量減少，讓現實中令人不愉快的記憶難以留下。這裡需要注意的是，接受「低落的情緒」可以有效忘記不愉快的記憶，但如果仔細回想「引發情緒的事情本身」，反而會起到反效果。因為根據上一章的描述，演練效果會使記憶更容易移動到大腦皮層，成為長期記憶。

所以，要讓記憶不容易留下來，就要以積極消除它們為目標。

積極吸收新知識和經驗，可以有效忘記不愉快的記憶。人在體驗新事物時，大腦會分泌豐富的化學物質多巴胺，這與喜悅感有關，並作用於海馬迴促進新生神經元的增加。這個行動促進大腦將新的經驗汲取為新的記憶，幫助我們消除之前發生的不愉快記憶。

為了忘記不愉快的記憶，重要的是要對新事物感到好奇並興奮地接受挑戰。挑戰不一定要是什麼特別的事，日常生活中力所能及的事情就足夠了，譬如「找一間新餐廳去嚐嚐看」，或「去書店找一本從未讀過的類型的書」之類。這種小小的興奮感很容易留在記憶中，從而減少不好的、不愉快的記憶，形成一個良性循環。

喜悅的記憶

前面已經說明過，觸動情緒的記憶是很難忘記的，那麼與恐懼和焦慮相反的「喜悅的記憶」，是如何保存在大腦中的呢？核心是一個稱為「獎勵系統」的機制。伏隔核是神經元的集合，位於前額葉皮層附近。當我們採取某種行動時，大腦的神經元會釋放出多巴胺，當多巴胺到達伏隔核時，會產生愉悅的感覺並讓人無法停止這個行動（圖9）。

將電極植入老鼠大腦深處的實驗證明了這一點。這個實驗中，電極被植入老鼠腦幹中產生多巴胺的細胞聚集的部位，只要老鼠按下實驗用的控制桿，就會產生電流。當電流刺激到伏隔核所在的前額葉周圍的神經纖維通道，老鼠在受到電流刺激之前採取的「按下控制桿」這個行為就無法停止。

以人類為對象的其他研究結果也表明，這個行為伴隨著快感，而快感是行

圖9　喜悅的產生過程及其對記憶的影響

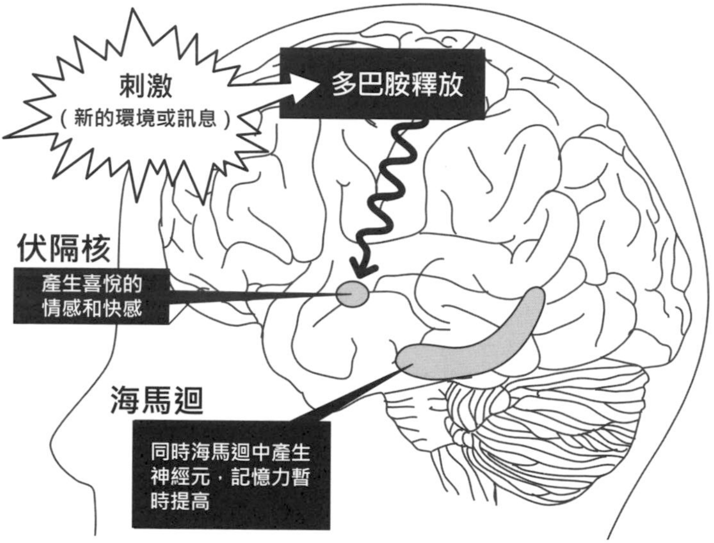

動的原動力。

伏隔核位於前腦，與快感和獎勵有關，一般認為在「想要某種東西」的時候活化。當「想要的欲望」得到滿足時，大腦會分泌多巴胺；伏隔核捕捉到多巴胺後，從而形成快感。也就是說，快感和「喜歡」這種喜悅的感情，是在伏隔核周圍的大腦區域活躍時產生的。

多巴胺的作用讓人產生欲望，當欲望得到滿足時，就能帶來喜悅。這些釋放多巴胺的神經元，實際上在海馬迴中也延伸著豐富的神經纖維。這種刺激已被證明，可以增加海馬迴中新生神經元的數量。

換句話說，伴隨著快樂的經歷很容易成為記憶。伴隨愉悅感的事件、欲望得到滿足的經歷會牢牢地留在記憶中，人類已經進化成可以一遍又一遍地回味這些記憶的生物。

喜悅的感情容易留下新的記憶，所以新生神經元會啟動「主動遺忘」，暫時保存在海馬迴中的「不常使用的、模糊的短期記憶」會被消除。忘記不必要的記憶和獲得新的記憶是一體兩面的。為明天的生活創造記憶的過程中，快樂的經驗可以說是很重要的。

這裡的關鍵詞是「新鮮感」。暴露於新的環境或新鮮資訊時，大腦會分泌多巴胺，當多巴胺到達伏隔核時，它會被記憶成一種愉快的感受。為什麼接觸新事物會帶來喜悅呢？這是因為，生物體必須尋找新的環境才能生存並留下後代。在自然環境中，食物往往不斷短缺，如果在新的環境中找不到生存的方法，就很難生存。而這個物種的繁榮將會十分困難。即使在食物豐富、資訊隨手可得的現代社會，這個基本性質也沒有改變。

前面說到「新的環境和訊息會促進多巴胺的分泌」，那麼，由此帶來愉悅感的伏隔核會有多大的反應呢？每個人反應的程度都不同，即使經歷了同樣的事情，是否感到「有趣」、「好玩」或「開心」則是因人而異。當然，對所有經歷都感到「有趣」的人，與不覺得的人相比，人生中的喜悅總量會有很大的不同。

之所以對快樂的感知有這樣的差異，是因為大腦中產生多巴胺的細胞及其受體的數量不同，以及神經迴路的形成程度的緣故。在三歲之前完成的情緒記憶迴路，很大程度上決定了我們如何感受喜悅。「江山易改本性難移」這句諺語頗有象徵性，至少在情緒方面，我們度過童年的方式非常重要。

比起不愉快的記憶，年長者更容易記住愉快的記憶

前面說過，引起憤怒和焦慮的事件和帶來快樂的事件都很容易留在記憶中。這些都是情緒波動，但卻是相反的方向。對人類來說，討厭和喜悅的記憶究竟哪個更占優勢呢？

這正是剛才說明的，喜悅的神經迴路和情緒記憶的個體差異帶來的巨大影響。厭惡或快樂的記憶哪個更占上風，除了遺傳因素的影響，童年時期的經歷也會為個體之間帶來巨大差異。

然而，如果對不同年齡層進行比較，就會發現一個有趣的結果。研究表明，年輕人更容易留下與討厭、恐懼和憤怒相關的記憶，而老年人更容易留下快樂的記憶。在腦科學領域，這被稱為「Positivity Effect」（中文中的「積極效應」）。

我在日常門診也能切實感受到這一點。例如診察頭痛這種常見症狀時，在

安排 MRI 等精密檢查，並向患者說明結果的過程中，發現了非常有趣的傾向。當我說：「大腦沒有異常，照出來很漂亮。」如果是年輕患者，大多會焦急地問：「那我頭痛的原因是什麼呢？」另一方面，許多年長的患者一聽到沒有異常就會高興地說：「啊——太好了！」當然這也是因人而異，並非一定如此，但可以看出明顯的傾向。

當你年輕的時候，未來還有很多時間，所以探索和瞭解自己所處的環境成為一個很大的主題，迴避危險、維持生命，獲得克服困難的技術和知識也變得重要。儘早察覺不好的、危險的徵兆來應對的想法，應該能提高你的生存機會。

反過來看，年長者不再需要考慮遙遠的未來，更多著重在短時間內就能得出答案的目標。因此一般認為，年長者不像年輕人那樣，為了避險而對「壞消息」和「危險徵兆」抱持高度關注。

減少關注負面訊息的另一個因素是，大腦隨著年齡的增長得到了進化。正如第一章提到的，隨著年齡的增長，你會獲得更多的經驗，所以可以在不動用太多情緒的情況下處理「壞消息」。這一點與我們看待事物的方式有很大關係。

有些人可能會擔心，如果對負面資訊的關注度下降，只著眼於正面訊息，會不會增加各種危險？但是年長者在目標設定好的情況下，會下意識地關注與目標相關的「壞消息」，仍有迴避危險的傾向，所以不必擔憂。

年長者的大腦因為年歲漸長，不擅長回想情節記憶，但許多語義記憶仍儲存在無意識中，幫助他們做出適當的判斷。可以說無論到了幾歲，大腦都在繼續著更大的進步。

記憶是你現在的一面鏡子

「想起記憶的是現在的自己」，我認為這個事實比什麼都還要重要。人類往往在心情愉快時回想開心的記憶，在心情難過時回想悲傷的記憶。也有人說，憂鬱症患者經常想起痛苦的回憶。根據心情，回憶的傾向也會有所不同。

另外，心情不僅會影響回憶的傾向，還會影響記憶的留存程度。大家都知道，心情好的時候容易記住開心的事情，心情糟的時候，則容易記住痛苦的事情。

換句話說，控制自己當下的情緒，是讓記憶成為盟友的有效手段。改變當下情緒的最大要點在於：「自己是否面向未來」。如果將著眼點放在未來，即使壞事降臨，也會有意識地從中汲取有助未來的教訓。即使是認為「人生走到絕境」的人，只要專注於自己可以從壞事中學到什麼，將逆境轉化為對未來有幫助的學習機會，心情就會發生很大的變化。

面對同一個負面事件，取決於你對它的看法是全盤否定，還是有一點點的肯定，記憶的留存形式也會截然不同。

再來，觸動情緒的記憶很難忘記，但那些情緒就像一場風暴，當你以為沸騰時就消失地無影無蹤。情緒的轉變出乎意料地快。大腦的杏仁核為了迴避危險，會在一時之間做出過度的反應，所以最好不要只看情緒的表面意義。先冷靜下來，然後為事件添加新的、積極的解釋。目的是妥善梳理感到悔恨的過去，從中汲取一些智慧和教訓，賦予對未來的自己有益的意義。

如我們所見，記憶是非常柔軟的東西。正因為經常給予刺激，才會形成記憶留在我們的腦海中。所以著眼未來，賦予該事件新的意義並持續刺激是很重要的。

可以說真實其實並不存在於「記憶中」，而是在於回顧記憶時的「自己當下的感受中」。就連懊悔過去的自己，也會漸漸自動成為過去。所有的記憶，包括不好的記憶，都會隨著時間的流逝而淡化。至少扎心的「尖刺」能被去除，裹上一層薄薄的面紗。

這是為什麼？因為與記憶相關的蛋白質一定會崩壞。相反，如果記憶會隨著時間的流逝而增強，我們就會經常受到負面刺激，誰都無法積極正面地生活下去。

記憶，尤其是情節記憶，並不是「刻」出來的，把它們想成「流動」的樣子會比較容易理解。即使有不愉快和痛苦的回憶，人們從以前就常說，「時間的流逝是最好的良藥」。想要忘記反而會適得其反，一直刺激那條神經迴路。

與其試圖忘記不好的記憶，重要的是接受事件本身，加上面向未來的解釋之後，就「別再管它」。放著不管，刺激就不再流經迴路，維持記憶所需的蛋白質也會慢慢崩潰。

第四章
大腦和身體協同運作

大腦的運作大致分為兩個系統

前面說明了記憶會儲存在大腦皮層中，但這裡還是會湧現出幾個疑問。儲存在大腦皮層中的記憶，如何管理「進出」？需要的訊息有辦法馬上就取出來嗎？另外，儲存的時候有考慮記憶之間的連結嗎？大腦還有很多方面尚還沒有被了解，目前很難對這些問題提供完美的答案。

但如果分析一下前一章稍微提到的「集中系統」和「分散系統」兩個系統，也許就能為這些問題提供一些提示。

腦科學領域有一種叫「功能性核磁共振造影（fMRI）」的腦機能分析法，可以了解活動手腳、回答物體名稱等各種行為需要用到大腦的哪個部位。從分析結果可以看出，大腦大致分為「集中系統」和「分散系統」兩個系統，並根據大腦的運作方式採用其中一種系統（圖10）。

圖10 控制大腦和記憶的「兩大系統」

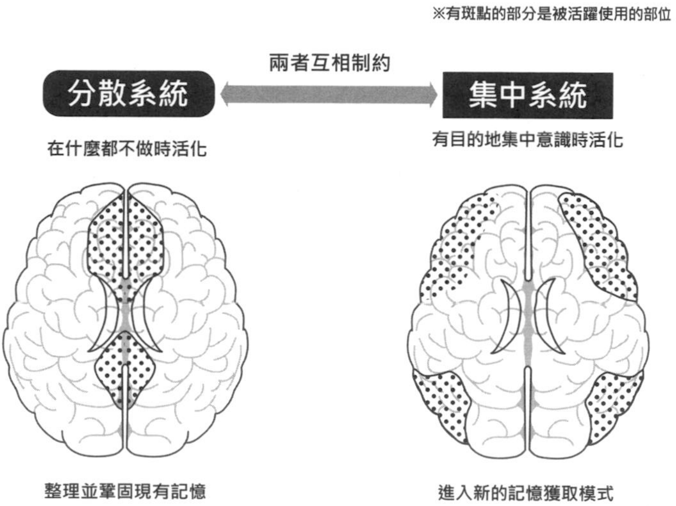

「集中系統」是大腦兩大系統之一，是我們集中精力處理各項任務和目標時被活化的大腦區域，位於額葉和頂葉外側部位的大腦皮層，稱為「中央執行系網絡」。當我們有意識地去做某件事時，這個部位一定會活化。

然而大腦有一個面積最大的網絡，超過了這個「集中系統」。那就是兩大系統中的另一個，「分散系統」。當大腦出於某種目的進行活動，也就是集中系統被活化時，該區域會受到抑制。當我們閒著放空，就是「分散系統」特別活躍的時候。「分散系統」這個詞彙是我個人獨自使用的一個術語，之所以這麼稱呼，是因為它意味著「非集中」。

當我們在集中心力解決問題的時候，分散系統始終是受到壓制的。可以說集中系統和分散系統是相互抑制的關係。如果集中系統被活化，分散系統就會被抑制；而分散系統被活化，那麼集中系統就會被抑制，兩者互為表裡，其實就是經常協作。

分散系統是在「大腦放空的時候」運作的。如果你聽了這句話以為分散系統其實也不怎麼樣，那就大錯特錯了。分散系統與集中系統不同，不是針對特定問題只使用大腦的局部，而是均勻地活化大腦眾多部位的系統。

從大腦消耗的能量多寡就能確認，這在無意識中對大腦起著重要的作用。在我們閒著的時候，大腦也會消耗全身能量的20%左右。而即使我們進行一些目的性活動，增加率也只有5%或更少。也就是說，當我們無所事事、使分散系統處於活躍狀態的時候，大腦也在消耗大量的能量。

近年來，人們發現這個分散系統可以組織和整合記憶。由於記憶存在於廣泛的大腦中，因此需要一個覆蓋廣泛大腦的大規模網絡，來妥善管理它們的進出。分散系統負責管理這些存在於廣泛的大腦中的記憶。

研究認為，記憶之間的關連是由分散系統的運作精細調節的。當我們不做任何事情時，這個系統就會活絡起來。也就是說，分散系統可以說是整合了過去的記憶並致力於與現在的自己保持一致性的部位。也許將其形容成一個部門，專門編撰「與記憶有關的自我史」會更好懂一些。

研究還發現，分散系統主要在夜間睡眠時間進行記憶的整理和重組。當神經元在清醒狀態下活躍並從外界獲取訊息時，記憶的整理就無法進行。總結來說，分散系統的大部分工作都是在無意識中完成的。

分散系統使大腦融為一體

記憶的穩定儲存，涉及分散系統在廣泛大腦皮層中的運作。我想在這裡告訴大家的是，想要管理好記憶，「整個大腦的運作方式」是很重要的。也許令人感到意外，為了讓整個大腦協調良好地工作，還需要與身體協同合作。為了理解健康的大腦是如何運作的，本章我們將探討大腦內部的廣泛聯繫，以及大腦與全身的協作。

正如之前解釋過的，大腦有一個連接廣泛大腦皮層區域的大規模網絡，這個網絡分為「集中系統」和「分散系統」兩大系統。

這個分散系統的中心是一個稱為預設模式網路（DMN）的網絡，它是由內側前額葉皮層、後扣帶皮層、楔前葉和頂下小葉組成的大腦區域。集中系統以相對細致的方式，按照機能將大腦區域連接起來。而分散系統則更像是一條流經大腦中心部分的「河流」。

分散系統的網絡名稱（DMN）中的單詞「Default」有「nom performance」（不履行）的意思，也就是「什麼都不做的網路」。看起來像是一個不光彩的命名，但也有「保持原樣」的意思。這個部分始終在發揮作用，除了當我們專注於某件事並活化某個特定的大腦區域時。所以，可以說它是大腦機能背後的「最根本的網絡」。

記憶儲存在大腦皮層的不同部位，需要龐大的網絡來將這些記憶儲存在合適的位置，並正確地提取出來。如果相似的記憶存放在不同的地方，回憶起來就會很不方便，也很混亂。而且，若是在需要的時候不知道要找的記憶在哪裡，那就麻煩了。

DMN 的功能仍在研究過程中，尚未全部明瞭。但研究認為，DMN 在將記憶儲存在適當位置並有效回想方面發揮著重要功能。

透過這種方式對過去獲得的記憶進行組織和重組，對於自我分析，以及內部心理活動等確立自我也起到了重要作用。此外，只要你對過去有一個整理好的記憶，就能以此為基礎預測未來、想像未來。分散系統是記憶的中樞，是支撐人類高等活動不可或缺的系統。

許多記憶存在於潛意識之中

記憶的組織和重組，是以DMN為中心的分散系統的作用，但其儲存並非照字母或日期順序那樣井然有序。例如從意識中甦醒的記憶，會根據當天的心情和身體狀況而有所不同，而且記憶的想起是隨興而沒有準則的。

舉我的例子來說，當我坐在辦公桌前思考要在學術會議發表的內容時，或者當我試圖在論文中擠出一句重要的句子時，當我想不出點子的時候，再怎麼一股勁地想都想不出來。然後，當我放棄掙扎改去騎自行車或洗澡時，「就是這個！」一個好主意突然就這麼降臨我的腦海中。這種時候，我都會馬上加速騎回家避免忘記剛想到的好點子，或者赤身裸體衝出浴室做筆記。

也就是說，記憶儲存在廣泛的大腦皮層中，其中大部分是我們意識不到的。不僅是多年工作中得到的經驗，還是偶然看到的風景，與某人交談時無意中出現的一句話，以及在書本上讀到的模糊印象，這些通通都是。即使這些片段並不總是作為記憶被意識到，但有時也會突然結合起來，以具體的形式出現在我們的意識中。分散系統的功能就是將大量沒意識到的訊息連接起來，以意想不到的方式從潛意識中提取出來。由分散系統提取出來的記憶，即使沒有作為語言被意識到，也會在無意識中作用於決策。

然而，這並不意味著只有分散系統才能發想新事物。想要突然靈光一現，必須事先使用集中系統，並花時間仔細思考。集中系統和分散系統總是互相抑制，兩者密切配合，所以平衡地使用它們很重要。在利用分散系統喚起某些靈感之前，先使用集中系統，例如在思考之前先處理手邊的任務，會是一個重要的暖身練習。

如果這麼做還是碰壁，我會建議先退後一步。嘗試一些不同的活動（有時玩點遊戲也不錯）、運動、散步或旅行也會有幫助。無論如何，先抽離是很重要的。因為當我們專注於思考時，只會動用特定的神經迴路，而抑制了其他可能隱藏重要線索的迴路。

陷入僵局的時候，先試著冷靜一下，在平靜的狀態下組合訊息。順帶一提，我個人有效的度過方法是在學術會議上聽別人的發言。每當我在黑暗的會場中靜靜地聽，腦海裡經常浮現出許多奇特的想法。那一定是分散系統活躍起來的時候。現在由於新型冠狀病毒的影響，很多學術會議都改在線上舉行，我盡量只獲取自己需要的訊息而非全程參與。這是一種有效利用時間的方式，但也許只是巧合，我不太能獲得新的發想。

常言道「推的不行就用拉的」，如果緊張與放鬆、集中與分散之間沒有良好的平衡，大腦的潛力就無法充分發揮。

另一種同時驅動許多神經元的機制

前面已經解釋過，有一個大規模網絡可以同時驅動多個神經元，但實際上還有另一種機制可以這麼做。那就是一組稱為「神經傳導物質」的調節系統的功能。近年來，去甲腎上腺素、多巴胺和血清素等名稱變得越來越常見。正如前面所解釋的，接觸新訊息時，多巴胺會大量分泌，引起海馬迴突觸的變化，極大地影響記憶的產生和消失，這是神經傳導物質功能的其中一個例子。

大腦巧妙地利用這些化學物質，來調節整個大腦的功能並控制記憶。

去甲腎上腺素、多巴胺和血清素，這三種神經傳導物質被稱為單胺類，產生它們的神經元廣泛地作用於大腦皮層的神經元，調節它們的活動程度。產生神經傳導物質的神經元分布廣泛，特別是在稱為前額葉皮層的額葉區域，它們能產生意識變化，例如讓一個人變得有動力和精神。

圖11　3種神經傳導物質

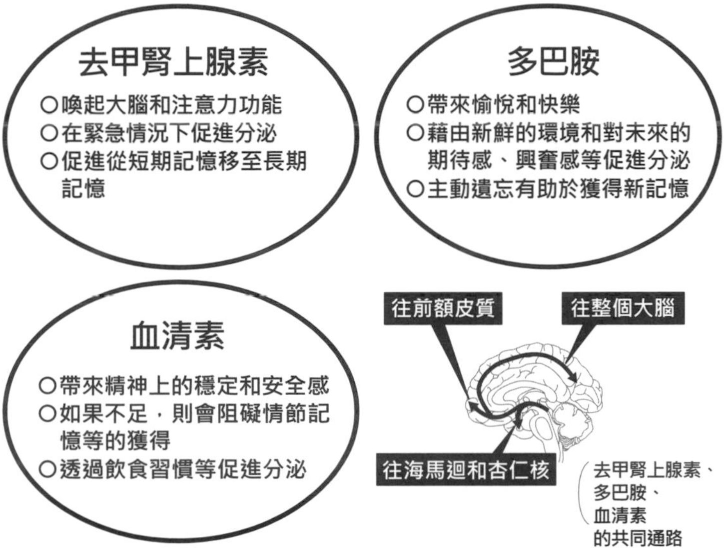
去甲腎上腺素
○喚起大腦和注意力功能
○在緊急情況下促進分泌
○促進從短期記憶移至長期記憶
多巴胺
○帶來愉悅和快樂
○藉由新鮮的環境和對未來的期待感、興奮感等促進分泌
○主動遺忘有助於獲得新記憶
血清素
○帶來精神上的穩定和安全感
○如果不足，則會阻礙情節記憶等的獲得
○透過飲食習慣等促進分泌
往前額皮質
往整個大腦
往海馬迴和杏仁核
去甲腎上腺素、多巴胺、血清素的共同通路

而這些化學物質在大腦中發揮作用的方式，不只是物質在大腦中擴散，還需要藉助豐富的「星形膠質細胞」網絡，這是第一章介紹的一種神經膠質細胞，它們能夠更快、更廣泛地產生影響。也就是說，調節大範圍神經活動的不只是去甲腎上腺素和多巴胺等神經傳導物質，也可以說是星形膠質細胞的功能。

以下讓我們分別看看神經傳導物質在調節系統中的功能。

喚醒大腦的去甲腎上腺素

大腦深處一個叫下視丘的區域，接收來自感覺器官的訊息，刺激腦幹中一個叫做「藍斑核」的部位，促進去甲腎上腺素的分泌。去甲腎上腺素是大腦保持警醒的必需物質，它的作用是向整個大腦皮層發出持續的訊號，以保持警覺性並引起對環境的注意。

去甲腎上腺素的分泌和作用，基本上被認為取決於個體的生理節奏，也與睡眠和清醒的周期有關。

人在清醒時會分泌定量的去甲腎上腺素，但根據情況，也有可能一口氣大量釋放。去甲腎上腺素會在什麼情況下增加分泌？

舉些主要的例子，在「對未來有明確的目標，集中精力工作」、「積極從事自己感興趣的工作」、「對新環境抱持好奇心」等情況下會促進分泌。很多人在面臨重要任務時可能會說「我感覺腎上腺素湧出來了！」腎上腺素和去甲腎上腺素是類似的化學物質，在大腦判斷「現在就是關鍵時刻！」時分泌出來。

而且去甲腎上腺素有活化突觸的作用，尤其是前額葉皮層的突觸。被去甲腎上腺素活化的前額葉皮層有意識地控制自己的行為和情緒，例如「分析多種訊息並做出決定」、「控制自己的慾望」、「採取自發行動」，引導我們做出符合人類的理性行動。

特別重要的是記憶與去甲腎上腺素之間的關係。目前已知，對新環境產生興趣而分泌的去甲腎上腺素，會影響記憶形成所需的「突觸可塑性」。它作用於許多與記憶有關的神經元，增加或減少它們的傳輸效率。

尤其是海馬迴，含有大量產生去甲腎上腺素的神經元，去甲腎上腺素的分泌促進記憶從短期記憶轉移至長期記憶。

一項使用小鼠進行的實驗顯示，去甲腎上腺素可以促進記憶轉移至長期記憶。比起空無一物的籠子，把小鼠飼養在帶有跑輪或模擬自然世界的玩具的籠子裡，牠們的記憶保存得更久，因衰老和疾病導致的記憶衰退也得到減緩。當去甲腎上腺素的作用被抑制時，這種作用就消失了。

第一章曾描述，當短期記憶轉移到長期記憶時，海馬迴的星形膠質細胞會發揮重要作用。這些星形膠質細胞也是接收去甲腎上腺素而變得活躍，改變蛋白質合成，產生長期記憶。

換句話說，對新事物的興奮和好奇心、達成目標的意志會促進去甲腎上腺素的分泌，促進記憶的保留。

在需要對環境變化立即做出適當反應的情況下，去甲腎上腺素的分泌尤其明顯。正是那些危險迫近，引起恐懼和憤怒等情緒的時候。在這種緊急情況下，去甲腎上腺素會大量釋放，刺激「集中系統」的活動。與此同時，主要在休息狀態下活躍的「分散系統」受到抑制。

這是在充滿外敵的自然界中生存所需的，應對危機的注意功能。

即使在現代，例如走夜路時有可疑人影接近，或者在會議等場合突然被指名，去甲腎上腺素也會幫助人們提升反應。你是否有過這樣的經歷，明明應該很累，卻還是不假思索地全力奔跑，或者突然冒出一個前所未有的想法？無論你喜歡與否，這些經歷都會留在你的記憶中。

像我這樣的神經外科醫生面臨手術時，去甲腎上腺素也是不可或缺的要素。對我們神經外科醫生來說，最危險的時刻是在分離大腦深處的腫瘤和正常組織之間的邊界時發生出血。

所謂的手術，原本就是病人在生死之間接受治療的過程，所以操作者處於高度專注狀態。避免發生不測，他們會極其小心地進行手術，同時做好充分準備，保持感官敏銳，以便隨時提取過去的經驗。然而在這種情況下，也有可能爆發突發性危機。去甲腎上腺素的濃度會在這時候一口氣提高，從而發揮更高水平的直覺。

值得注意的是，去甲腎上腺素的分泌長期下去會對細胞產生毒性，導致神經元和神經膠質細胞死亡。去甲腎上腺素對於人類的智力活動可說是至關重要，但如果長期持續分泌，就會損害細胞，加速大腦的惡化。

它對生物體來說是極其重要的物質，正因為對細胞的影響如此之大，所以在某些情況下會產生巨大的負面影響。它確實是一把威力強大的「雙刃劍」，一旦失去平衡，就會傷到自己。

但是仔細想想，不光是去甲腎上腺素，在生物體內發揮作用的多數物質，只要供應過量，也會變成毒藥。和飲食中的任何營養素一樣，適度的平衡也很重要。

去甲腎上腺素有在活化「集中系統」的同時，直接抑制「分散系統」的特性。從去甲腎上腺素既是毒又是藥的事實來看，集中系統和分散系統之間的平衡是多麼重要，我們應該以不偏向任何一邊的方式來使用大腦。

去甲腎上腺素的活動會在夜間睡眠時減弱，因此睡眠對於保護大腦非常重要，而不只是用來消除疲勞。

讓人興奮的多巴胺

多巴胺會在人興奮地嘗試新事物時釋放。它不像去甲腎上腺素那樣提高大腦活動水平來應對環境（無論愉快的還是不愉快），而是對新事物和未來的期待雀躍不已。舉一個常見的情況，把它想像成小學生在遠足前一天興奮得睡不著覺時大量釋放的物質，就很容易理解了。不僅是郊遊，相信大家都經歷過在快樂面前難以保持平靜的感受。

這種多巴胺產生於幾乎位於大腦中心的腹側被蓋區，藉由刺激獎勵系統這一條帶來快樂的途徑，對大腦的運作方式和人類的行為產生強烈的影響。

而且與去甲腎上腺素一樣，多巴胺系統的神經元也在廣泛的大腦區域形成網絡，例如前額皮質、杏仁核、海馬迴和位於大腦深處的伏核。這些區域釋放多巴胺會讓人感覺更清醒，並帶來愉悅感。尤其是多巴胺到達伏隔核時，引起多巴胺分泌的行為會被記憶為快感，使該行為變得無法停止。

我們的祖先生活在一個食物和資源始終匱乏的世界，因此人類有尋找「新訊息」和「新環境」的本能。這些欲望使人們更有可能獲得食物，結識異性的機會也增加。出於這種生存策略，我們必須不斷尋找和挑戰新的感興趣對象，才能啟動讓帶來快樂的獎勵系統保持活躍。

前面已經說過，這種多巴胺與主動遺忘有很大的關聯。如果人們對新的環境感到興奮並分泌出豐富的多巴胺，那麼當時的記憶就很容易保留下來。尚未轉移到大腦的模糊記憶則會被主動清除，有助於新記憶的獲取。

與遺忘有關的多巴胺神經迴路總是處於微弱的活躍狀態，可以說「遺忘」是大腦的根本功能。考慮到大腦的本質，當我們嘗試新事物時，我們往往會忘記舊的記憶，這並不奇怪。

這種多巴胺還會影響個人的好奇心。多巴胺受體基因型已被證明會影響好奇心。這個基因有一個特徵性的重複序列，據說一個人越好奇，重複的次數就越多，而重複的次數越多，多巴胺的作用就越強。

人類的行為受到許多因素的控制，但毫無疑問，多巴胺激發人類的好奇心，對人類的創造力有很大的影響。

穩定情緒的血清素

血清素具有穩定情緒和帶來安全感的功能。因此它也被稱為「幸福荷爾蒙」，它可以使心情平靜，讓你睡個好覺。

當今治療憂鬱症的第一線藥物是選擇性血清素回收抑制劑（SSRI）。我不是精神科醫生，所以我沒有開過 SSRI 處方，但我好幾次將我的患者轉介給精神科醫生，服用這類藥物後，他們的症狀得到了顯著改善。它對恐慌症、社交恐懼症等廣泛性焦慮症也非常有效，血清素在平靜心靈方面起著重要作用。

已知血清素不足會導致對壓力的過敏反應，並與憂鬱症的發作有關。

血清素的神經元遵循類似去甲腎上腺素和多巴胺的途徑。它起源於腦幹中一個叫做中縫核的地方，與額葉和海馬迴形成一個廣泛的網絡。而血清素的分泌，主要是活化集中系統。當集中系統活化，與憂鬱症密切相關的分散系統就受到抑制。

另一方面，血清素與記憶的關係又是如何呢？目前已知，血清素不足會損害情節記憶和其他陳述性記憶的形成。這是為什麼？最主要的原因是缺乏血清素會導致海馬迴突觸強度「過度增強」，從而阻礙記憶形成。

突觸強度的增強本該會促進記憶的形成，既然如此，為什麼記憶反而無法固定下來呢？實際上，如果海馬迴中所有神經元都突觸增強，不僅不會促進記憶的形成，反而會成為阻礙。要形成正確的記憶，只需在海馬迴內增強必要的突觸，也要考慮活化的程度。也就是說，彌補血清素的不足，有望助於新記憶的鞏固。

據報導顯示，有些生活習慣可以活化血清素的分泌，以下就來介紹幾個。首先是沐浴在陽光下。血清素是由一種叫色胺酸的必需胺基酸合成的，其生成需要陽光的照射。尤其是讓陽光進入眼睛刺激視網膜，所以早上起床時，最好打開窗簾，讓自己沐浴在陽光下。天氣晴朗的時候，散步個十到二十分鐘會更好。如果怕曬傷而採取極端避免陽光的生活方式，會讓人心理上更容易沮喪，心情難以好轉。

要分泌「幸福荷爾蒙」血清素，從飲食中攝取的營養素也很重要。為了維持大腦中適當的血清素濃度，我們需要色胺酸，這是一種必需胺基酸。除了稻米之外，這種必需胺基酸廣泛存在於豆製品和乳製品中。如果日常飲食正常的話就無需擔心，但若是飲食中容易缺乏這類食物，則應該有意識地攝取。

已知有節奏的運動可以促進血清素的釋放並有助於緩解焦慮。美國職業棒球大聯盟的電視轉播，可以經常看到球員站在擊球員席上嚼口香糖。考慮到血清素的作用，這樣的行為其實是合理的。由於血清素具有隨著節奏運動而增加分泌的特性，活動下巴和咀嚼口香糖所產生的節奏感會促進血清素的分泌，從而發揮提高注意力和緩解焦慮的作用。

幼兒之所以聽搖籃曲或被抱著搖擺身體能安心入睡，是因為這些節奏可以分泌血清素。聽節奏輕柔的音樂能讓我們感到安心，同樣與血清素的分泌有關。人類在還不知道血清素這種物質的時代就了解音樂的奧妙，並運用這一原理，以讚美詩等形式緩解人們的焦慮。

正因為有身體，大腦才能運作

目前為止，我們已經解釋了大腦作為一個整體是如何運作，以及記憶存在於廣泛的大腦皮層中。先前的章節也強調，記憶在「有意識」和「無意識」之間來回穿梭，而多巴胺和其他神經傳導物質負責管理大範圍區域的記憶。

然而，記憶並非只是在大腦中誕生的東西，它可以追溯到由人體獲得的五感，也就是經由「視覺、聽覺、嗅覺、味覺、觸覺」傳入大腦的外界情報。當然，沒有身體，就無法捕捉形成記憶所需的訊息。至於這些訊息中哪一個會作為記憶留存下來，可以說取決於這個人迄今為止所建立的記憶庫和他的情感。

從全身感官系統獲得的這些訊息，一旦收集到大腦中央一個叫做「視丘」的地方，就會傳輸到大腦皮層並進行詳細的分析。

與此同時，來自身體的訊息也會傳輸到位於視丘附近的杏仁核，並引發情緒（圖12）。杏仁核靠近稱為下視丘的自律神經系統中樞，是大腦中無意識地產生情緒的部位，也與參與記憶的海馬迴相鄰。

牽動情緒的訊息很有可能攸關一個人的生存，所以大腦會盡可能把這些訊息作為記憶保留下來。除此之外，也有可能是需要立即做出全身反應的緊急情況。根據五種感官獲得的訊息，判斷是否需要戰鬥或者逃跑，生存與否皆取決於你是否能充分調動無意識領域，將其轉移成適宜的行動。

也就是說，我們的大腦皮層除了「有意識地」接收各種感知訊息外，還有相當一部分是無意識地做出反應的。人在直覺上感到噁心、恐懼或焦慮的狀況，即使無法在大腦皮層進行分析，無法從邏輯上理解，都該視為蘊含某種真實。

相反，當我們關閉來自身體獲得的感覺會發生什麼？如果在安靜的環境中閉上眼睛，除非身體有特殊的有害感知（例如疼痛或麻木），你就會被誘導入睡，潛入意識的深處。沒有來自全身的感知訊息，意識就不可能存在吧。

近年來隨著人工智慧（AI）的發展，關於「機械是否具有意識」出現了有

圖 12

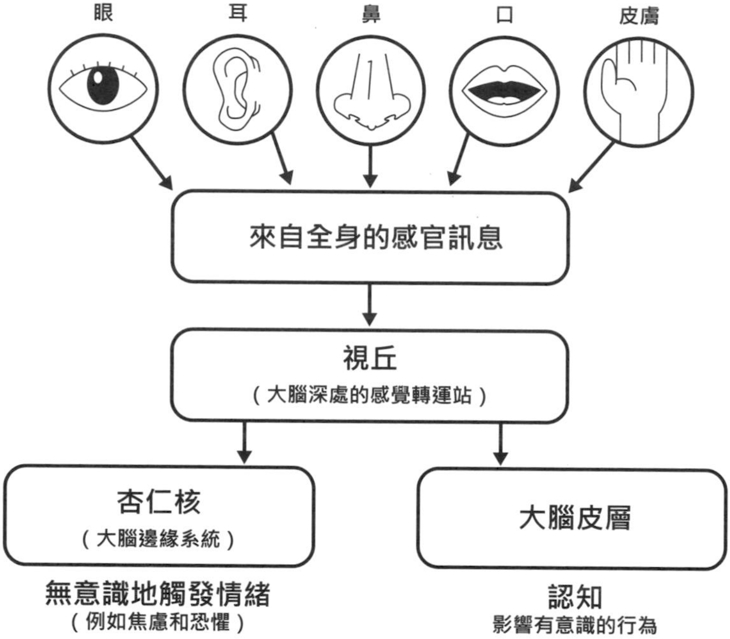
眼
耳
鼻
口
皮膚
來自全身的感官訊息
視丘
（大腦深處的感覺轉運站）
杏仁核
（大腦邊緣系統）
大腦皮層
無意識地觸發情緒
（例如焦慮和恐懼）
認知
影響有意識的行為

趣的討論。作為一名腦外科醫生，我的觀點是「目前意識無法寄宿在沒有身體的人工智慧中」，但從電腦技術的快速發展來看，這種論點也許只能說服小孩。或許有人會說，意識這種東西多少都能再現出來。如此一來，恐怕就必須討論「機器意識」，它與大腦創造的意識處於不同的維度。

而以人類來說，至少創造意識的「大腦」是活的，並與身體同在。在人體內，大腦是一個與全身溝通的同時，不斷變化的存在。有身體才有大腦，有大腦才有身體。

大腦潛意識地控制著身體的運作方式

我們已經說明了，大腦會在無意識中受到來自身體的知覺訊息的影響，但同時與「身體→大腦」的方向相反，大腦的狀況也會對身體產生很大的影響。

伴隨明顯情緒的經歷，例如喜悅、恐懼或焦慮，會作用於海馬迴以鞏固這些記憶，同時引起顯著的身體反應。其實，此時體內產生的壓力荷爾蒙也對「記憶」產生很大的影響。

在本章的最後，讓我們來看看大腦控制身體所需的「自律神經系統」和「內分泌系統」。

在無意識中運作身體的系統稱為自律神經系統，它「無意識地」調節心臟、呼吸系統和血管等器官的運作。它的起點就在剛才提到的大腦「下視丘」部位，這個部位根據視丘收集的感官訊息，啟動自律神經系統。

來自外界的訊息或多或少都會引起情緒的變化，其中大部分以所謂壓力的形式影響生命體。自律神經系統作用於大腦，提升警覺性，讓大腦做好準備以做出反應。它同時調整身體狀態，讓身體準備好採取行動以應對壓力。

自律神經系統由「交感神經系統」和「副交感神經系統」組成。「交感神經系統」具有使身體進入備戰狀態的功能，例如提高心率和血壓、出汗、促進血液流向肌肉等。相反，副交感神經系統則負責身體的休息和恢復，降低心率，收縮支氣管，促進膽汁的分泌。副交感神經系統的功能可以說是一種指令，「現在沒有危險了，好好休息，保養身體」。

以大腦為起點，分泌激素影響全身的「內分泌系統」也很重要。特別是促腎上腺皮質激素釋放激素（CRH），它是一種引發焦慮、恐懼等情緒的情況下分泌的激素，與記憶密切相關。

CRH 產生於下視丘，最終使腎上腺這個器官分泌「皮質醇」（糖皮質激素），一種應對壓力的荷爾蒙。皮質醇與交感神經系統一起工作，使我們處於備戰狀態，以應對壓力等緊急情況。

前額葉皮層、海馬迴和杏仁核的皮質醇受體特別豐富，它們與記憶的關係基本上與去甲腎上腺素相似。它促進海馬迴的神經新生，促進新的陳述性記憶的鞏固，同時幫助消除之前的短期記憶。

為什麼它能促進記憶的鞏固？因為皮質醇分泌會引發情緒，而把牽動情緒的經歷記憶起來，則對往後的人生有所幫助。

然而皮質醇和去甲腎上腺素一樣，它們的共同特性是長時間分泌會減少神經元的樹突，必須注意。換言之，皮質醇雖然有讓全身做好戰鬥準備、提高大腦警覺程度、使其處於敏銳狀態以保護自己免受危險，但長期來看，它也會導致大腦疲勞。

那些令情緒大幅波動的事件如同壓力，影響大腦很深。精神壓力大的人需要注意，皮質醇的慢性分泌可能會減少該部位的樹突網絡，容易導致人格障礙和記憶問題。

長期處於臨戰狀態，活化集中系統的去甲腎上腺素和皮質醇會損害自身，影響大腦的健康壽命。適度放鬆，讓大腦和身體得到休息很重要。

大腦有意識或無意識地對我們周圍發生的各種事情做出反應，並試圖當場採取最佳行動。不過，身體響應大腦反應而產生的物質，反過來也對大腦帶來很大的影響。大腦主宰身體的同時，也可以說是受身體主宰的。

第五章

延長大腦壽命：打造「能夠遺忘的大腦」

常動腦的人，可以促進遺忘

「可以遺忘的大腦」這個說法也許有點奇特。然而，正如我們迄今為止所看到的，大腦消耗大量的能量來形成和維持記憶，同時也積極地投入能量來消除未使用的記憶。大腦特意合成蛋白質來促進遺忘。

為什麼有必要這麼做？因為新的神經元被用來獲取新的記憶，所以如果負責舊記憶的舊神經元不被刪除，大腦就會爆炸。因此，海馬迴中的神經元代謝對於大腦維持健康功能是必要的，這就是為什麼「忘記事情」也是大腦運作正常的證明。

大腦僅重一點四公斤，卻消耗全身攝取的氧氣和能量的20％以上。目前尚不清楚其中有多少用來「遺忘」，但應該能視為投入相當大的精力，因為「遺忘」是記憶的過程本身就包含的機能。

沒有忘記，就無法獲得新的記憶。更進一步說，如果不能獲得新的記憶，我們就無法「思考」。因為思考也是將遺忘後獲得的記憶整合起來，找到面向未來的新視角和新解釋。可以說「思考」就是根據那個人的記憶而做出的行為。基於那個人的生活軌跡和經驗，反映出他對記憶的取捨，例如捨棄了什麼樣的記憶，又獲得了什麼樣的記憶。

另外，思考也有促進遺忘的一面。思考會刺激某些特定的神經迴路，並抑制其他迴路。

思考促進遺忘與第二章提到的「提取引發遺忘」有關，之所以發生這種現像，是因為一個神經元參與了許多記憶的形成。思考會調動大量神經元並增加它們的活動，而與其他記憶相關的迴路電流刺激則受到抑制，有促進遺忘的效果。

換句話說，不常思考的人更容易囤積記憶。不過這樣累積起來的記憶，並不是與分散系統有效結合的記憶，只是提到相關話題會說一句「啊，這個我知道」的程度。也許健忘的次數會減少，但無論累積多少這樣的記憶，恐怕都無法根據這些記憶創造出新的東西。

在人工智慧（AI）快速發展的當今世界，單純以記憶數量和根據大量數據做出機械性決策來說，人工智能將優於人類。

正因為這樣的時代，人類需要的是精心挑選必要的記憶，將其儲存在大腦中，有效結合和思考，創造出人工智慧無法誕生的東西。把雜七雜八的記憶交給文明的產物來保存，在需要的時候能夠取出來就足夠了。

話雖如此，我們人類卻無法如此熟練地處理記憶。有時我們會忘記一些不該忘記的，有時卻又忘不了那些該忘記的事。

這些都是大腦的失衡使用造成的。我們在無意識地使用大腦時造成了哪些失衡？如何才能減少這些失衡呢？

「大腦越用越好」是真的嗎？

對「大腦越用越好」抱持疑問，以我們過去的常識來看，可能會覺得這樣的質疑有些奇怪。可能很多人都認為，用腦越多，越能活化大腦成長。

然而，大腦的活用也是「過猶不及」。重要的是適量使用，而不是過度使用。希望各位知道，有一種恰到好處的用腦方法，可以延長神經元的壽命。用腦的最大訣竅，其實上是讓大腦「休息」。

關鍵在於少突膠質細胞，它是神經膠質細胞之一。少突膠質細胞是代謝最活躍的細胞，它產生包裹軸突、記憶形成所必需的「髓鞘」，因此總是在過度勞累的情況下運作。少突膠質細胞養護著相當於自身重量一百倍的髓鞘，所以超出負荷是很自然的。

也就是說，少突膠質細胞經常暴露在壓力之下，容易陷入過度勞動和疲勞。

保護它就是保護它的神經迴路，進而保護神經元。即使神經元仍處於可以運作的狀態，少突膠質細胞也可能已到達極限。

「用腦」就是讓神經元和神經膠質細胞同時工作。如果讓它們過度勞動，就會導致少突膠質細胞最先死亡，而神經元也很容易跟著死去。死亡細胞流出的物質會活化大腦中的免疫細胞——小膠質細胞，觸發持續的發炎反應。這會進一步導致腦細胞的死亡，並加速大腦衰老。適度使用大腦很重要，用太多用太少都不好。

要讓大腦適度運轉，必須知道如何以適合少突膠質細胞生存的方式來使用大腦，因為它對壓力非常敏感。當然，我們無法直接判斷大腦目前的狀態是否適合少突膠質細胞的生存。

那該怎麼做才好呢？

重點在於「累了就休息」、「感覺無聊就做點別的事」。當人感到疲勞時，表示當時使用的大腦部位累積了「腺苷」，這是產生能量的物質（ATP）在使用後所分泌的物質。

這種物質具有抑制整個大腦活動的作用，是一種強力的催眠物質。這是一個警訊，代表如果我們繼續這樣做，活性氧和不溶性蛋白質將持續累積，腦細胞就會開始死亡。而「無聊」也表示大腦的某個特定部分已經疲勞，開始積累腺苷。無論是「疲勞」還是「無聊」，在英語中都使用相同的「get tired」，這一點具有象徵意義。

麩胺酸是一種重要的神經傳導物質，如果你長期做同樣的事情，它也會開始累積並影響神經。第一階段是感到無聊。當你感到疲倦或無聊時，先試著去做點別的事情。

不言而喻，我們需要「睡眠」和「放空」來讓大腦休息，但實際上光靠這些還不足以得到充分的休息。因為在某些情況下，這些時間反而會活化大腦的特定部位。為了讓大腦得到充分的休息，重要的是「做一些不同的事」。

為什麼做一些不同的事很重要？讓我們接著看下去。

最重要的是均衡地使用大腦

防止大腦疲勞的最佳方法就是做一些不同的事情。這意味著「均衡使用集中系統和分散系統」。

在上一章，我們解釋了大腦主要有兩大系統。那就是「集中系統」和「分散系統」，在它們各自活躍時，一定會壓制另一個系統，使其休息。

集中系統是我們「有目的地專注於某項任務」時活化的部分，主要在額葉和頂葉的外側皮層。相反，當我們專注於某項任務時，受到抑制的部分是分散系統，它控制整個大腦的平衡，也管理記憶的整理。

兩者在相互抑制的同時，藉由高度協調合作，最大限度地發揮大腦的表現。也就是說，只要兩者均衡交替活化，就能給予各自適當的休息，延長大腦的健康壽命。

而讓兩者均衡活化的簡單實行法，就是「做一些不同的事情」嗎？做不同的事情，就是在集中系統和分散系統之間切換。不過，活化的是集中系統還是分散系統則取決於每個活動，所以想想自己現下的活動是使用集中系統還是分散系統，再有意識地切換一下。以下的列表總結了集中和分散系統的活動示例，請參考（表1）。

反之，如果我們一直在做「同樣的事情」，也就是持續只用「集中系統」或「分散系統」的其中一個，大腦就會變得越來越疲憊。

只有分散系統過度活躍的典型例子，就是「憂鬱」。在憂鬱的狀態下動力盡失，什麼事都不想做，以為抑制活動可以大腦休息一下，但實際上根本沒有休息到。「我現在什麼都沒做，大腦應該在休息吧？」這種想法是很危險的。因為即使什麼都不做，分散系統也有可能正在活動。甚至連你睡覺時，分散系統也處於活躍狀態。尤其是憂鬱狀態下，如果分散系統在你保持清醒時過度活躍，大腦就會變得完全無法休息。

分散系統的許多部分即使在睡眠期間也處於活動狀態，需要以某種形式來

表1　集中和分散系統的活動示例

集中系統	分散系統
有目的地完成任務	眺望風景
閱讀	散步
沉浸在喜歡的事情	回憶過去的記憶
運動、健身	洗澡、淋浴
聽喜歡的音樂	睡眠（快速動眼期睡眠）
書寫文章	不太需要動腦的單純作業
玩手機遊戲	瀏覽社群媒體

誘導它們主動休息。說起來也許令人驚訝，鼓勵它們休息的行為就是「有目的地專注於一項任務」。集中精神的作業會活躍集中系統並抑制分散系統，除此之外，專注於工作時分泌的去甲腎上腺素和多巴胺也會抑制分散系統。騰出時間專注於工作，是讓分散系統的大腦區域休息的好方法。

另一方面，集中系統的過度活躍會導致劣化蛋白質和活性氧在該部位積累，從而導致細胞死亡。再來，由於分泌去甲腎上腺素和多巴胺的細胞負擔過重，使其衰竭和死亡，最終導致集中系統的功能下降。

關於腦細胞逐漸死亡的「神經退行性疾病」，其中帕金森氏症和某些類型的認知症患者，其病前性格往往有「認真」和「守紀律」等傾向。這樣的性格會受到周圍人的高度評價，但由於集中系統往往長期過度活躍，一般認為會帶來不良影響。由於性格認真，這些人會不斷專注於一項工作，直到「好好完成」或「告一段落」為止。

因此，他們不可能說「我累了」或「好無聊」，沒辦法把工作擱一旁轉換心情，或者做點別的事情來休息。長久來看，這會使集中系統過度活躍，導致大腦的運作方式出現偏差。

過度偏向集中系統或分散系統都會對大腦產生負面影響，所以最好避免。

想要改善用腦失衡，我們可以騰出時間專注於工作和興趣來重振集中系統，同時試著騰出時間散步、放空，來活躍分散系統。在集中系統和分散系統之間交替非常重要。

尤其當你感覺最近一直很鬱悶，有可能代表分散系統過於活躍，可以試著有意識地重振你的集中系統。但若是嚴重憂鬱，那麼切換成集中系統模式可能會變得很困難。這種情況，可以輕鬆地玩一點「手機遊戲」。希望大家能在不勉強自己的範圍內使用集中系統。

睡眠和飲食影響大腦壽命

「做一些不同的事情」是減輕大腦疲勞最有效的方法，但毫無疑問，睡眠對於「大腦的休息」極其重要。

儘管存在被掠食者捕獲的風險，但所有擁有大腦的動物都沒有進化到無需睡眠就能生存。這是為什麼？

因為如果沒有睡眠，神經膠質細胞就無法維持大腦的運轉。神經膠質細胞負責為神經元提供營養和排泄廢物，來支撐大腦中的神經元，但它們只能在夜間睡眠時充分活動。為了讓維護大腦的神經膠質細胞發揮作用，睡眠是必不可少的。

睡眠也是「記憶維護」的時間。使記憶定型的工作，包括與記憶相關的蛋白質合成，都是在夜間睡眠期間進行的。蛋白質是記憶的主要組成部分，但它們都是通過在細胞內稱為內質網的地方正確折疊來發揮作用的。當人睡眠不足時，內質網就無法正常工作，蛋白質折疊也無法順利進行，劣化的蛋白質會開始積累，使記憶的形成困難重重。另外，內質網壓力的加速也會導致神經元和神經膠質細胞死亡，這同樣會損害記憶的形成。

此外，已知以星形膠質細胞為中心的腦內廢物排出系統「膠狀淋巴系統」，也是在夜間睡眠期間活化。如果沒有這個系統，舊的、錯誤折疊的劣化蛋白質就會在大腦中聚集和積累，直接成為阿茲海默症的致病因子。

這些劣化蛋白質等廢物的積累，與死去的細胞一樣，會引起慢性發炎，導致神經元細胞加速死亡。

睡眠可以說是維持大腦健康和記憶力的核心時間。所有哺乳動物都有充分的理由冒著被掠食者捕獲的風險，來獲得充足的睡眠。

從保養大腦的角度來看，不僅是睡眠，「飲食」也很重要。

也許是因為飲食的重要性已為人所知，只要搜尋「記憶力」這個關鍵字，就會跳出很多「對大腦有益的健康食品」、「提升記憶力的食物」等廣告。這些東西真的有效嗎？想必許多人都抱持著期待和疑慮。當然，這些產品能帶來的效果千差萬別，必須謹慎。那麼，為了接近本書所強調的「確保必要記憶的同時，逐漸消除可以遺忘的記憶」的理想狀態，我們應該透過飲食來補充什麼呢？

首先是「脂質」。大腦的細胞富含非常細小的突起，保持它們的形狀需要大量的脂質，而這些脂質是組成細胞膜的成分。雖然人們傾向用減肥等方式避免攝取脂質，但適量食用含有脂質的食物對維持大腦功能很有效果。

作為細胞膜的成分，脂質中的「omega-3 系列不飽和脂肪酸」尤其重要，服用這類補充劑有助於改善認知功能。當身體富含 omega-3 系列不飽和脂肪酸時，細胞膜的靈活性和流動性就會提高。儘管還有許多未解之謎，根據報告指出，讓腦功能障礙患者和腦部成長階段的孩童攝取 omega-3 系列不飽和脂肪酸，可以改善他們的認知功能。除非是非常極端的攝取方式，多吃一點 omega-3 系列不飽和脂肪酸絕對不會有負面影響。

除了脂質之外，「蛋白質」也是必需元素，因為它是創造記憶的基礎。

作為構成記憶的材料，我們必須攝取胺基酸，尤其是人體不能合成的「必需胺基酸」。肉、魚、蛋、乳製品和大豆等食物含有豐富的必需胺基酸，要好好攝取。

此外，作為神經元唯一能量來源的「葡萄糖」也需要適當補充。只有從葡萄糖中獲取能量，才能讓神經膠質細胞運作，支持神經元的電流活動。這就是為什麼大腦是一個超乎想像的大胃王，消耗了全身所用葡萄糖的25％。所以，為了讓你的大腦發揮最佳狀態，最好適當攝取碳水化合物。最近很流行限醣飲食來減肥，但攝取量過少會對大腦造成嚴重影響，思考能力和記憶力也會下降，需要注意。碳水化合物只有在攝取「過量」時才會成為壞人。

目前為止提到的「脂質」、「蛋白質」和「醣類（碳水化合物）」，被稱為三大營養素，是維持生命的基本營養素，也是記憶力極其重要的元素。所以無須採取特殊的飲食限制，要在日常飲食中均衡攝取。

順帶一提，少突膠質細胞的代謝負荷很大，需要龐大的能量，得適當攝取營養物質以保護少突膠質細胞。但為此所需的神經醯胺這種物質，很難從腸道吸收，幾乎不被腦內使用。少突膠質細胞消耗的神經醯胺，大多數是利用其自身細胞內的蛋白質和酶合成的。

也就是說，即使服用大量的神經醯胺補充劑，也完全沒有效用。就算服用膠原蛋白補充劑來保養皮膚和膝軟骨，很多時候都沒被吸收，毫無用處。重要的是，這些生物成分必須在真正需要的地方和需要的時候合成。

均衡飲食才能保護少突膠質細胞，包括脂質、蛋白質以及提供能量的碳水化合物。

不僅神經醯胺，相較於過去，任何食材在現代社會都很容易取得，除非極度偏頗的飲食習慣，與其在飲食上加加減減，不如重視飲食平衡。補充劑終究只是輔助，改善飲食習慣的平衡才是首要。

糖尿病也會破壞大腦

從飲食營養的角度來看，維持大腦功能的另一個要點是預防糖尿病。糖尿病是由於血糖升高而引起各種併發症的疾病。

研究表明，糖尿病對認知症有顯著的影響。「鹿特丹研究」（Rotterdam study，1999 年）是一項收集全世界糖尿病和阿茲海默症統計數據的臨床研究，研究顯示，糖尿病患者罹患阿茲海默症的風險大約會增加一倍。

自古以來，生物最大的生存危機就是「飢餓」。人體有許多荷爾蒙可以提高血糖來對抗營養缺乏，但唯一能降低血糖的荷爾蒙，就只有胰島素。人體為了克服飢餓而進化，反而將自己置於過剩的營養物質中深受其害，糖尿病可說是許多現代慢性疾病的代表。

順帶一提，糖尿病分為兩種類型，「第一型」是因胰臟中產生胰島素的細胞（β細胞）減少，「第二型」則是細胞無法利用胰島素而導致。第二型是由失衡的飲食習慣和缺乏運動引起的，這些因素造成身體的高血糖狀態。

為什麼糖尿病引起的高血糖狀態對大腦有害？

原因有幾個，第一是過量的碳水化合物與蛋白質結合（糖化）並損害蛋白質的功能。正如目前為止所解釋的，蛋白質的功能對於記憶的形成和消除至關重要。同樣地，要讓大腦健全運轉，蛋白質的正常功能也必不可少。長期處於高血糖狀態，會加速人體全身蛋白質的劣化。

再來要提的是，分解胰島素的酶還參與「β澱粉樣蛋白」的分解和排泄，而「β澱粉樣蛋白」是阿茲海默症的致病因子之一。以胰島素分泌過多的第二型糖尿病來說，由於大多數的分解酶被用來分解胰島素，使得β澱粉樣蛋白無法被分解。β澱粉樣蛋白一旦累積，會因為黏在一起（聚集）而失去正常功能，產生毒性。除此之外，β澱粉樣蛋白的過度積累會引起慢性發炎，加速神經元和神經膠質細胞的死亡。

這並不是糖尿病對大腦的唯一影響。高血糖會刺激血液的凝固系統，而高胰島素會抑制血栓溶解經路的活動，稱為「纖維蛋白溶解系統」。這樣一來，大腦中就容易形成微血栓。微血栓是在小血管中形成的血塊，是引起多發性腦梗塞的因素。此外，高血糖具有促進發炎反應的特性，而發炎會使血管腔內變得容易形成血栓，同樣會導致腦梗塞。這就是為什麼高血糖是血管性認知症的致病原因。

如上所述，糖尿病會加速蛋白質的劣化和β澱粉樣蛋白的累積，增加血栓的形成，在各方面都有損害大腦機能的風險。

不會導致糖尿病的飲食才是均衡飲食。我不是糖尿病專家，但從大腦「過度使用神經元容易導致認知症」的情況類推，我認為重點在於不要給分泌胰島素的細胞帶來過多負擔。如果不停工作會導致分泌胰島素的細胞死亡，那麼胰臟中的β細胞就像神經元和神經膠質細胞一樣，必須休息才能運作長久。

為此，我所做的就是盡量避免吃零食。我的目的是創造一種「迷你飢餓狀態」，讓分泌胰島素的細胞有時間休息。實際上，我平時注意的事情就只有這個，不會特別忌口，有想吃的東西就吃。以結果來說，這樣可以達到均衡飲食的目標，我是這樣認為的。

運動讓大腦動起來

很多書上都寫到，運動對大腦有益，每個關心健康的人都知道這一點。當患者問我「我該怎麼做才能預防認知症？」我最近都會回答：「首先就是運動。」每當我這麼回答，很多患者都會愣愣地看著我，一副「這種事我當然知道」的表情。

我也覺得有點憋屈，所以有時會壞心眼地反問回去，例如「那為什麼運動對大腦有好處？」但很少有患者能回答這個問題。

其實藉由運動，肌肉會分泌多種生長因子，這些生長因子會到達大腦，保護大腦。尤其「IGF-1（類胰島素生長因子）」和「VEGF（血管內皮生長因子）」這些分子特別重要，它們對神經元和神經膠質細胞有直接的保護作用。此外，這些物質進入大腦時還會促進 BDNF（腦源性神經營養因子）和血清素等分子的分泌，從而保護所有腦細胞。

BDNF 是一種保護神經元免於細胞死亡及延長其壽命的分子，已被指出與許多疾病有關。其中最令人注目的是，BDNF 與認知症的關聯。實際上，阿茲海默症已被證明會降低血液中的 BDNF 濃度。

這些由運動分泌的生長因子也被證明可以增加海馬迴的血流量，促進神經新生，改善包括記憶在內的認知功能。此外，它還能減少造成發炎的「白細胞介素-1β」，抑制大腦的慢性發炎，實在是好處多多。

肌肉就像一間工廠，生產保護大腦的藥物。為了保護大腦，讓肌肉多多工作吧。所以我們需要適度鍛鍊身體。例如散步、慢跑，在不過量的範圍內進行肌肉訓練也是有幫助的。

現在我們知道，運動可以讓肌肉釋放出保護大腦的物質。不過等一等，運動和大腦的關聯就只有這樣嗎？

你覺不覺得，運動完會有一種很直接的爽快感？很多人在慢跑或運動後，會有一種舒爽的感覺，而不是令人不舒服的疲勞感，那到底是什麼呢？舉個例子，有一項調查利用自行車式健身器材研究了「運動與腦血流量的關係」。結果表明，適度運動可使內側前額葉皮層稱為「胼胝體下區」的部位，以及「前扣帶迴」的血流量增加約30%。如第三章「喜悅的記憶」中敘述過的，我們知道快樂的感覺、「喜歡」的想法，會廣泛地活絡額葉底部和鄰近的前扣帶迴。也就是說，運動直接活化了帶來快樂的大腦區域。

運動對記憶力也有好的影響。動物研究顯示，運動可以增加海馬迴的神經新生，提高記憶力。在人類身上，運動還被發現可以增加海馬迴的血流量，增強與大腦皮層，也就是長期記憶的儲存位置的連接。當然，包括記憶力在內的認知功能也會得到改善。

迄今為止，運動強度和記憶力之間的關聯還沒有得出明確的結論，但最好避免將身體逼向極限的運動，因為它會刺激壓力荷爾蒙的釋放。以呼吸頻率和心率略有增加的中等至中等強度運動為宜，不用逼迫自己硬撐，確保運動時感覺暢快是關鍵。

前面提到的使用自行車式健身器材的調查中，可以看出認知功能之一的「執行功能」有顯著的改善趨勢。所謂執行功能，是指暫時儲存訊息、按部就班完成課題的能力，是集中系統代表性的功能。運動時血流量增加的前扣帶迴，與「集中系統」的主要腦區域有豐富的神經聯繫，所以可以認為是運動活絡了集中系統。

另外，研究還顯示，運動可以改善焦慮和憂鬱傾向。焦慮會刺激分散系統，而在這種時候做運動，就能活化集中系統，這代表在焦慮和憂鬱狀態下所看到的分散系統過度活躍，可以藉由運動鎮靜下來。

另一方面，當我們專注於某項工作而感到疲勞時，騎自行車迎風而行也會產生一種疲勞逐漸消失的愉快感覺。這似乎有兩個原因。

其一，運動會增加額葉底部和前扣帶迴的血流量，這些是帶來快樂的大腦區域。

其二，運動會增加大腦的多巴胺濃度。多巴胺的分泌會在運動後特別上升，且這樣的狀態會持續一段時間。產生多巴胺的神經與額葉和海馬迴有著密切聯繫，這些神經可以帶來快感，激勵人們為了達成目的而行為，同時也使這些行為更容易被記住，這一點先前已經敘述過了。

運動在增強記憶力的同時，也可以幫助你專注於手頭的任務，讓你忘記不愉快的記憶。

音樂活化喜悅的神經迴路

音樂風格百百種，如果聽到自己喜歡的音樂，那個人就會感到舒服、愉快。我對音樂沒有什麼特別的喜好，只是會在車上播以前年輕時聽過的熱門歌曲為主的流行歌。年輕時聽過的音樂，不知為何總是和當時瑣碎的記憶連結在一起，散發出令人懷念的香味。

隨著核磁共振成像技術的最新發展，音樂與大腦活動之間的關聯經歷了相當詳細的研究。

結果顯示，聽喜歡的音樂可以活絡喜悅的神經迴路，例如額葉底部和前扣帶迴的神經迴路。喜悅的神經迴路不是只有在生物體的食欲、性欲等基本需求得到滿足時才會活躍。和運動一樣，有意識地騰出時間聽些音樂，可以活絡「喜悅的神經迴路」。

眾所周知，人類無法忍受完全的無聲狀態。人類的大腦在大自然的聲音包圍下成長，沒有它們，似乎就無法維持正常的神經功能。音樂可以說是大自然聲音的戲劇性再現，動物的大腦天生就能從中感受到快樂。

音樂活絡的前扣帶迴是帶來快樂的迴路，其實，它與集中系統中心的外側額葉和外側頂葉有豐富的神經聯繫。換句話說，聽音樂不僅是一種樂趣，還能活躍集中系統。

另外，第四章說明了有節奏的運動可以促進血清素的分泌並創造安全感。這些效果也被應用於搖籃曲和讚美詩中，治癒了各個時代的人類。透過音樂，你可以體會到身體和大腦是緊密相連的。

另一方面，音樂活化的額葉底部實際上也與分散系統的內側前額葉皮層部分一致。也就是說，音樂有可能和集中系統一起活躍了分散系統的一部分。雖說關係有些複雜，但音樂帶來的效果是各種因素的結合，例如所聽的音樂類型、音量以及聆聽時的環境。要知道，聆聽熟悉和喜愛的音樂時，除了歌曲本身，

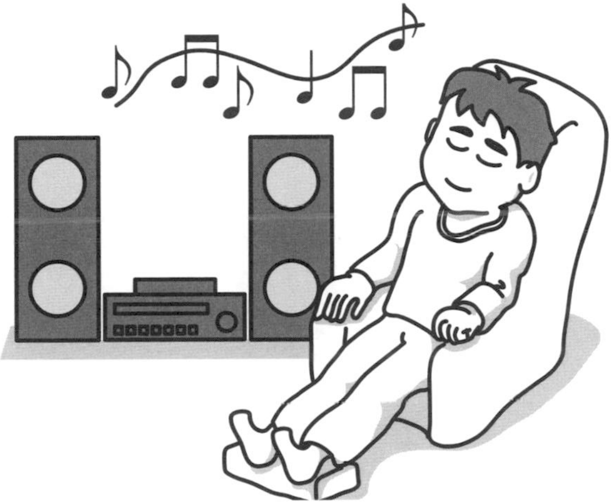

聆聽時的環境也會影響集中系統。

有些人會一邊聽音樂一邊工作。我不太擅長這種「同時進行的動作」，但我覺得能做到這一點的人，其實都非常有才華。原因如上述提到的，音樂除了活化集中系統，還能活化一部分的分散系統。所以這些人不僅使用集中系統的特定部位，還有潛力進行有創造性的大型工作，令人稱羨。

音樂可以幫助我們在無意識中平衡大腦的使用方式，也就是在集中系統和分散系統之間取得平衡。至少集中系統是活躍的，這可以預防分散系統的失控，避免陷入憂鬱傾向。

音樂與記憶之間的關聯被稱為「莫札特效應」。與沒有音樂的放鬆狀態相比，聽莫札特的作品能夠提高我們辨別空間的能力，這是認知功能的一種。其原因尚有爭議，但許多研究表明音樂可以改善認知功能，且不僅是古典音樂。聽你喜歡的音樂會增加大腦各區域的血流量，尤其是海馬迴和杏仁核。特別是對年長者來說，聽自己喜歡的、與當時心情相符的音樂，有助於提高記憶力和改善憂鬱症狀。

另外想強調的是，音樂活絡快樂的神經迴路這件事，會影響記憶的保留方式。如第三章說明的，這使得快樂的記憶更容易保留，而不愉快的記憶和想忘掉的記憶則更難留下。從記憶的角度來看，當不好的事情發生時，播放喜歡的音樂讓自己恢復精神其實是非常合理的行為。

繪畫等藝術帶來的大腦活化

我們已經看到音樂，也就是經由聽覺的藝術對大腦的影響，那繪畫之類透過視覺進入大腦的藝術又是如何呢？

人看到一幅畫時的大腦反應，可以用功能性磁振造影來偵測大腦活躍的部位。從測量結果可知，根據繪畫的種類，大腦興奮的部位也不同。杏仁核和顳葉下表面的「梭狀迴」會在我們觀看人物畫時活動。梭狀迴含有對人臉輪廓有明顯反應的神經元。除了人物畫以外，風景畫可以活化「海馬旁迴」，靜物畫則活化視覺中樞的「枕葉」。

但這些都是短時間觀看繪畫時所產生的變化。當一個人付出時間去欣賞一幅優秀的畫作，他的分散系統將得到活化，體會過去、現在、未來融為一體的感覺。與其說是融為一體，也許更像一種來去自如的感覺。繪畫有可能激起我們對於過去的記憶，帶來意想不到的創造力。

在美術館和眾多畫作面對面時，請牢記這一點。好不容易來了一趟，就是想看清那幅作品的真正價值。要做到這一點，重要的是花時間活絡分散系統，不是遠遠地「觀看」，而是「鑑賞」或「觀察」。了解作品創作的歷史背景，仔細觀察整體構圖和細節。這麼做，這幅畫就會成為你日常生活中難得一見的刺激，也會成為培養創造力的寶貴記憶。

順帶一提，如今的商界，比起工商管理碩士學位（MBA）所要求的「運用數據得出答案的技能」，更重要的是憑直覺捕捉事物的「感性」、將複雜的事物導向解決的「創造力」，這樣的想法似乎正在成為主流。藝術創作碩士學位（MFA）的資格備受關注，也象徵著這一趨勢。藝術喚起儲存在大腦中無法語言化的知識，結合現在、未來，成為創造力的重要契機。這種認識走出了美術界的框架，得到許多人的認可，包含商務人士在內。

藝術能夠震動、活絡、連結儲存於大腦中的「非陳述性記憶」和「無意識中的記憶」。如果說藝術與記憶有很大的關聯，那麼那些經驗豐富、積累許多記憶的年長者，是不是更能享受到藝術的好處呢？投入時間仔細觀察和欣賞繪畫，想必能帶來意想不到的創造力。

當然年輕人也能期待效果，但回想起來，我自己年輕的時候並沒有閒暇的時間去好好欣賞。能夠擁有這般富足的時光，對於隨著年齡增長，在各方面都變得更加從容的年長者來說，也是一種優勢吧。用眼睛去感受藝術，讓記憶動起來吧。

所有失衡都會導致大腦的慢性發炎

失衡的使用會使大腦無法得到足夠的休息，讓容易受到壓力影響的神經膠質細胞死亡，進而導致神經元的凋零。

大腦的工作方式，會在什麼情況下出現偏差呢？這在任何人身上都有可能發生。例如在截止期限前熬夜趕報告，或者因為自己的失誤輸掉昨天的比賽，獨自一人為此悔恨時。

要是這樣的極端運用不斷地出現，首先，神經膠質細胞會因過度負擔而受損，老廢物質和變性蛋白質也會在腦內積聚，造成對身體某個部位產生反應的發炎。最終，將導致神經細胞死亡。

慢性發炎與細菌等引起的急性發炎不同，是身體某個部位的免疫細胞（大腦中的小膠質細胞）受到刺激，往破壞身體組織的方向活化的現象。尤其是從死亡細胞流出的蛋白質和 DNA，是觸發因素。

所有神經系統疾病都與慢性發炎有關，這樣說一點也不誇張。大腦的慢性發炎會使必要的記憶喪失，讓我們忘不了應該忘記的記憶，精神無法得到穩定。這是因為，慢性發炎基本上會引起組織的損傷和破壞，從而損害與記憶有關的神經元，並反過來減少與遺忘有關的蛋白質的合成。

因此，要維持健康的大腦功能，除了均衡地使用大腦、睡眠和營養之外，「積極抑制發炎反應」的想法也變得越來越重要。

有什麼方法可以抑制大腦發炎？

服用阿斯匹靈之類的抗消炎藥是一種方法。有研究報告稱這些藥物有效，但也許不少人對於長期服用藥物感到卻步。藥物的長期副作用也是一個問題。

相信讀到這裡的各位讀者，已經知道如何在不訴諸藥物的情況下減少大腦發炎。是的，最好的抗發炎藥方就是「運動」。

不藉由藥物，而是讓自己身上的肌肉分泌一種抑制發炎的物質。運動時肌肉分泌的生長因子，可以促進保護大腦的營養因子的分泌，還有減少引起發炎的物質（白細胞介素-1β）的作用。此外，運動可以減少皮質醇和去甲腎上腺素等壓力荷爾蒙，從這一點也可說有大腦保護效果。

我們自己的身體裡有一座工廠，生產最好的物質來抑制發炎反應。那個工廠就是「肌肉」。要減少對記憶力有害的大腦慢性發炎，除了平衡用腦之外，一定要積極進行適度的鍛煉。

第六章

遺忘創造未來

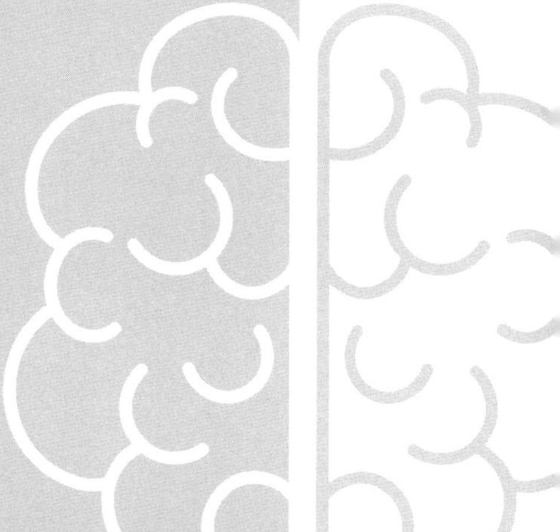

從小被灌輸「忘記是不好的」

說起小學的學校考試，就是讓我們回想課本上寫了什麼，寫在答題卡上。只要記住課本的內容、盡可能寫滿考卷，就能取得好成績，受師長表揚。反之，如果忘記課本上寫了什麼，就得不到好成績，還會被罵。

除了考試以外的學校生活，如果忘了帶課本之類的上課用具，也會被老師唸。在我還是小孩的時候，老師經常罰我去走廊站或敲我頭。這些處罰已經深深烙印在我們的記憶中，讓我們把「忘記」視為一件壞事。

然而正如我們所見，遺忘是獲得新記憶的重要過程。隨著腦科學的巨大進步，可以肯定地說，現在是改變我們對遺忘的看法的時候了。

忘記情節記憶，尤其是那些不起眼的專有名詞和數字，會有什麼不方便嗎？其實在多數情況下，沒什麼大不了的。網路現在離我們如此之近，需要的時候用智慧型手機搜尋一下就能查到，假如碰上私人問題，也可以問認識的人。然而，我們現代人卻理所當然地覺得「不想忘記」。因為我們從小就刻著「不應該忘記」的信念。為了擺脫這些先入之見，我們需要時常思考，在日復一日不斷流逝的記憶中，為什麼不願意忘掉那段記憶。

先前的章節已經強調，突觸帶來的記憶會根據環境不斷變化。與其說有一個固定的東西叫記憶，不如說「記憶」是不斷流動的，被遺忘才是正常。

大腦積極地消除記憶的這個事實，證明了這一點。而擁有積極的遺忘功能，是生物進化過程中的必然，這對生存有利無害。

暫時放下你的煩惱

在本書的開頭，我問了一個問題：「你還記得一個禮拜前在想什麼嗎？」除非是觸動情緒的嚴重問題，否則就算只隔一個禮拜，也都意外地忘光了吧。

目前為止，我們說「牽動情緒的記憶很難忘記」，但事實上，即使是蕩起一些波瀾的事件，也會不斷流逝，成為過去的事情。關於這件事，我更想放大積極的那一面。不好的記憶一定會變淡，所以，與其試圖立即解決焦慮和擔憂，不如暫時放下，看看事情進展如何，也是一種有效的方法。

我們之所以憂慮，是因為預期了不好的未來。如果你對那樣的未來感到恐懼，陷入嚴重的焦慮，注意最好不要在那樣的情緒狀態下做決定。當然也取決於擔心什麼事情，不過通常來說，走出情緒之後，更能做出有建設性的判斷。

為什麼我們應該避免在情緒狀態下做出判斷？首先，產生情緒的杏仁核會為了避免危機而反應過度。

大腦會無意識地認為：「要避開危險，總之先反應大一點。」假如是大腦反應過度，那最好不要太相信自己的情緒，尤其是恐懼和憤怒。情緒是很善變的，不如從一開始就冷眼旁觀。

建議在下決定之前先平復情緒的另一個原因是，如果你按照情緒行事，那它肯定會銘刻在你的記憶中。而且在多數情況下，絕對不是什麼好的記憶，而是不愉快的記憶……從這一點來看，與其馬上對恐懼和焦慮做出反應，「逃跑」、「拉開距離」、「擱置」也是重要的選擇。然後，仔細觀察情緒的變化，等待額葉進一步分析狀況。

人們認為，焦慮的存在，原本是被用來實現「更美好的未來」。如果沒有這些焦慮，你就不會做好充足準備，本該美好的未來轉壞的可能性就會增加。如果你預見糟糕的未來並感到焦慮和恐懼，這其實是一個好兆頭。你要做的就是適當地處理情緒，以便將這些徵兆轉化為更美好的未來。

因此在感到焦慮後，活絡額葉並做好充分準備非常重要。焦慮主要是由分散系統產生的，想要一次擺脫那種感覺，就必須活化集中系統以抑制分散系統。這就是為什麼在等待焦慮消退時，需要動腦做點別的事情來「忘記」。

焦慮會導致精神壓力，並有過度活絡分散系統的特性。而過度活躍的分散系統會帶來「反芻思考」，你會在腦海中一遍又一遍地反芻對未來不好的預測。唯一能抑制這種情況的，可以說只有大腦集中系統的活動，而非睡眠或休息。

能專心工作和學習是最好的，但我們很難在懷抱擔憂的狀態下全心投入這些事情。那麼，當焦慮變得強烈時，我們該如何適度地活化集中系統呢？以下是以時間為單位，任何人都能做到的小技巧。

長遠來看，關鍵就是「不要閒下來」。積極地安排日程，不要讓自己有閒下來的時間。因為人在空閒時不需要使用集中系統，使分散系統容易變得過度活躍。若有預定要做的事，你就會利用集中系統來完成它，這樣更能平衡地使用大腦。難怪自古以來就有人說：「人一旦閒得太久，就不會想什麼好事。」

稍微把時間縮短一點來看，運動是非常有效的。運動可以抑制分散系統，促進之後向集中系統的轉移。有時還能直接引導我們入睡，而不切換至集中系統。而且運動會直接活絡大腦的快樂區域，所以說它是應對憂慮的最佳處方也不為過。即使是患有輕度認知障礙的患者，也被證明可以透過中等強度的運動，促進大腦從分散系統切換至集中系統。

運動是平衡大腦功能既簡單又有效的方法。但如果運動的持續時間過長或者負荷過大，反而會造成壓力，所以盡量保持在適度的範圍內。

用更短的時間來看，玩電動和手機遊戲也有望起到緩解焦慮的作用。只要設定一定程度的時間限制，有時候玩遊戲能成為活化集中系統和消除擔憂的有效工具。

此外，有辦法沉浸在電視劇或電影的話，也是有效的。這時，與其心不在焉地坐在電視機前，不如全神貫注跟著劇情走，沉浸在作品的世界觀之中，這樣會更有效果。

當然也需要瞬間做出判斷，思考目前的狀況是否能讓我們暫時放下情緒化的擔憂。因為在引起恐懼或憤怒的情況下，如果不立即做出反應，可能就來不及了。希望大家不要忘了，平衡感在這裡也很重要。

科技進步給大腦帶來的影響

從古早的電視到近年來的智慧型手機，加上二〇一九年新型冠狀病毒的傳播促使遠端工作的普及，科技的進步讓你我的生活變得更加方便。很少有人願意回到沒有科技的時代，即使願意，科技也會成為生活中切也切不斷的一部分。關於科技功過的研究才剛剛開始，但我有一個假設。

這個假設是從「集中系統」和「分散系統」之間的關係推斷出來的。如果科技的使用造成集中系統與分散系統的運作失衡，大腦將無法得到足夠的休息，精疲力竭。長遠來看，這會加速大腦細胞死亡，讓我們忘記不應該忘記的記憶。最終，它會縮短大腦的壽命。

為了避免這些負面影響，我們必須了解科技如何影響我們的大腦，適度使用，而不是被它們淹沒。以下是一些熟悉的工具對大腦產生的影響。

首先來講電視，當我們追劇或看電影時，會活絡集中系統，而腦袋放空地看新聞或綜藝節目時，則是活絡分散系統。只要時間不是太長或過度偏向其中一個系統，坐在電視機前對你的大腦並沒有什麼壞處。

另外，瀏覽網頁基本上會活絡集中系統。只要是有目的地使用，就很難想像網絡本身對大腦的負面影響，而且它是一個幫助大腦不用記憶就能馬上取出訊息的存在。對於擅長忘記的大腦來說，可以說是最好的夥伴吧。另一方面，對於把智慧型手機和 SNS 作為隨身攜帶的工具，人們有各式各樣的看法。

一般認為，在社會生活中「經常和許多人保持連結」的感覺，會強烈地活絡分散系統。當然，這本身並不是一件壞事，但如果變得常態，就會造成失衡。在智慧型手機出現之前，我們可能沒有像現在這樣有那麼多時間去意識到這種連結，但是現在，許多人透過 SNS 不斷地意識到眾多人際關係。根據程度的不同，這種新的生活方式可能會導致分散系統過度活化，增加憂鬱傾向。

解決這個問題的最佳方法是挪出一段時間讓智慧型手機不在身邊，但對於如此熟悉的工具，許多人都做不到這一點。那我們該怎麼辦才好呢？在這本書中，我們一直強調在集中系統和分散系統之間取得平衡的重要性。「意識到更多的人際關係可以促進分散系統的活躍」，想起這一點才是重新找回這種平衡的契機。常花時間在SNS上的人，應該有意識地採取「活化集中系統的行動」。

另一方面，以新冠肺炎疫情為契機，使用智慧型手機和個人電腦進行的遠端對話已十分普及，而這會對大腦帶來什麼樣的影響？我相信如果使用得當，它們會給大腦帶來很好的影響，並抵消智慧型手機和SNS帶來的「分散系統過度活躍」這一負面效果。

因為即使是線上，也可以進行「即時對話」。即時對話主要是活化集中系統，不像SNS上的互動有時間差。因為在對話的時候，我們首先用聽覺捕捉單詞，理解其含義，並思考要回應的詞語，將其說出來。這是一個非常複雜的作業，需要反覆進行。

考慮到集中系統和分散系統的平衡，人與人之間的交流，無論是線上還是面對面，都應該把即時對話放在第一位，以加分的形式利用SNS。

話雖如此，線上對話和「面對面的對話」是不一樣的。言語和檔案可以共享，但對方表情的微妙變化、輕微的點頭、手勢的細節等卻無法傳達。實際使用的人應該也切身感受到，很少會有「對方是什麼感覺？」和「他現在在想什麼？」的資訊。

由過去經驗培養出的「意義記憶」的積累，對解讀人的臉部表情很重要。我們在無意識中積累了對方的表情和動作的含義，所以我們看著對方，就能理解他們的感受，並與過去的記憶進行比對，產生「同理」。

網絡上除了語言之外，關於對方的資訊極少，因此很難產生同理與共鳴，也不足以彌補人的孤獨。

科技的進步使我們的生活變得非常方便，但如果我們依靠它而省略了真人之間的對話，那麼無論是精神還是記憶層面的負面影響，通通都會顯現出來。

要知道，圍繞特定工具的生活，會讓大腦的運作失衡。長此以往，你會失去不該忘記的記憶，忘不了該忘記的記憶。避免陷入那樣的狀態，我們要時刻意識「集中系統」和「分散系統」，平衡用腦。

因為遺忘，未來才更加廣闊

我們生活的世界充滿了大量的資訊。在日常生活和網路上，我們與各式各樣的人來往，五花八門的數字、包羅萬象的風景，如洶湧的浪潮一般襲來。當中能夠留下記憶的，唯有那些引起我們注意，以及觸動我們情緒的事情。

即使引起注意力暫時記住，但之後沒用到的訊息，也就是不需要的資訊，都會被一一抹除。另一方面，我們也看到那些引發情緒、加劇焦慮的記憶是很難抹去的。

使用集中系統進行詳細的形勢分析，以及積極挑戰新事物的態度，是淡化不愉快記憶的秘訣。相對地，你可以一次又一次地回味快樂的記憶，刺激它的迴路，讓它變得難以忘記。藉由這種方式，大腦不斷地選擇「要保留什麼」和「要刪除什麼」。

大腦的這一點，可以說是與機器不同的地方。如果機器等於電腦，它會保留所有輸入的訊息，形成龐大的「記憶體」。它還可以「均等」地搜索所有內容，取出資訊。

大腦與機器不同，它從大量的資訊中選擇引發自己情緒的訊息，以及額葉判斷為重要的訊息，將其儲存為記憶，並對源源不絕湧來的新訊息進行取捨。無論是有意識的還是無意識的，這個過程都會引向「思考」。

大腦無時無刻都在變化。這是透過合成和破壞蛋白質來獲取訊息而實現的。大腦在參考過去的記憶以適應新環境的同時，始終處於活躍和變化的狀態。它不僅只是儲存訊息的「記憶體」。

所謂忘記，是在這種生存行為中理所當然的變化，並不是什麼壞事。不如說是大腦正在積極改變、展望未來的證據。

每時每刻在海馬迴中產生的新生神經元，可以藉由消除舊的神經元，也就是現有的記憶來獲得新的記憶。也就是說，「遺忘」和「獲得新記憶」是一起的，經歷了這些過程，人的大腦才能不斷進步。正因為忘記，未來才得以延伸。

人生的高年級擁有的「記憶財產」

現代化之前，人類的平均壽命不到五十歲。此後，由於平均壽命的顯著延長，最近也被稱為「人生一百年時代」。但實際上，人類的大腦本來就不是以人生一百年為前提設計的。

在人生的後五十年，會發生所謂的記憶力衰退和頻繁健忘。用過去的常識來說，這是一件傷腦筋的事。你可能會想「我得努力減少忘東忘西的次數」，或者「我不想讓周圍的人知道我記性變差」。

但是讀到這裡的各位應該已經注意到，為了把大腦的功能發揮到極限，「忘記會比較好」。而且隨著年齡增長而改變的不是「記憶力」，而是「如何處理記憶」。能夠根據豐富的經驗，將潛意識中「無法用語言表達的重要記憶」銜接起來，創造出新的意義，可說是大腦多年來取得的進步。

此外，因年長而健忘的人，大腦中儲存的「難以用言語表達的記憶」也比年輕人多。許多記憶都沉睡在無意識中，時而出現在我們的眼前。

事實上，情節記憶會隨著年齡增長而下降，而語義記憶在任何年齡都會增加。隨著年齡增長，你會培養出理解事物本質並看透事物的能力。

有一份研究可以證明這一點，那就是麻省理工學院的 Azorey 等人分析的不同年齡層創業家的成功率數據。分析結果顯示，五十歲以上的創業者比二十歲、三十歲的創業者成功率更高。

研究結果強調，「年輕」並不是成功的必要條件。年長的企業家憑藉豐富的經驗，以「難以用文字形容的直覺」在事業上取得了更大的成功。

只要你理解先前描述的大腦與記憶相關的運作方式，你就會明白，即使變得健忘，我們也可以對年紀變大這件事抱持信心。年長者的情節記憶因為遺忘而減少，因此，他們把從豐富的經歷得來的語義記憶，儲存在廣闊的大腦皮層中。即使你認為自己已經「忘記了」，但其實並沒有忘記。

一旦成為人生的高年級，就有可能喚起牢牢儲存在潛意識中的記憶，將它們結合起來，產生創造力。將潛意識中這些「無法用言語表達的重要記憶」結合起來，創造出新的意義，可說是年輕人無法做到的技能。

即使邁入高齡，年輕人所沒有的經驗也能引導我們走向成功。以這樣的氣概與社會接觸是很重要的。

遺忘為人類帶來進化

更進一步說，不僅是個體層面的大腦進化，對於全人類實現更進一步的進化來說，遺忘也是必要的。這是為什麼？

「多樣性」帶來了生物的進化。無需強調，從這些多樣性之中，最適應環境的個體留下後代，繁衍生息。

那麼，是什麼創造了我們每個人的多樣性呢？是遺傳多樣性嗎？這最多也只是兩萬到三萬個基因的差異。

學界不斷有對同卵雙胞胎的研究，眾所周知，即使面孔和身高相似，雙胞胎的性格很大程度會受成長環境差異的影響。換句話說，雖然遺傳差異當然存在，但正是大腦中近一千億個神經元的使用方式，才構成了人類的多樣性。

這種多樣性的實體，也可以稱為「記憶多樣性」。因為有同樣經歷的人，在這個世界上是「絕對」不存在的。在免疫方面的研究獲得諾貝爾獎的埃德爾曼，後來轉向腦部研究，他形容「神經元連接的多樣性，比全宇宙的帶電粒子數還要多」。我想沒有辦法驗證這是否屬實，但這位天才的表述可謂說中了本質。這意味你的大腦不斷從無數的可能性中做出選擇，而且只從中選擇一種。這麼一想，就知道大腦是多麼珍貴了。

先前的章節強調，人從童年到十歲刻在神經迴路中的記憶是固定的，直到死亡都很難改變。這些童年記憶有足夠的影響力，可以決定一個人的氣質並產生個體多樣性。然而，這些記憶在很大程度上取決於父母和環境，所以自己很難控制。

另一方面，「往後的人生會積累什麼樣的經驗」、「你將那件事留下記憶的同時，又賦予它什麼樣的意義」，這些反覆的取捨都取決於你自己，也就是說，這是你的責任。神經突觸依照每天發生的事件而不斷變化，至於人們賦予這些事件什麼樣的意義，會根據那個人的思維方式有很大的差異。

接觸新環境、新事件，不斷重組突觸記憶，這就是「活著」。而記憶的多樣性，是從每個人獨特的經歷中獲得的綜合知識，是人類持續發展的巨大財富。

創造多樣性的因素，並不限於「經歷過的事件」和「記憶的意義」。「捨棄記憶」，也就是「忘記」，也會在想法和事物的感知上產生多樣性。為什麼遺忘會產生多樣性？

人腦會根據對那個人的重要性來取捨記憶。根據每個人迄今為止所積累的生活經驗，包括無意識層面的選擇，他會記住「他覺得重要」的事情。經過大量遺忘後留下的記憶，自然反映了這個人的個性。人有很多種，形形色色，例如容易留下快樂記憶的人，容易留下遺憾記憶的人，容易記住圖像的人，以及容易記住文字的人。

像這樣，如果「思考的材料」——也就是記憶產生了多樣性，那麼思想和輸出也必然會產生多樣性。結果就是，這個地球上永遠都會有自己想都想不到的點子誕生。像網際網路或 iPhone 之類的技術革新，也是基於發明者一路累積的固有記憶，才誕生出最初的發想。

如果人類的大腦會保留所有記憶，這種多樣性就會受到限制。一台輸入了所有資訊的電腦，就象徵著這一點。

以目前的技術來說，電腦擅長針對特定的狀況產生「最佳解答」，但能得出的解決方案是有限的。即使準備好幾台電腦，只要無限地輸入資訊，最終得出的「最佳解答」就會歸結在一個吧。

當然，在這個複雜多變的社會中，它不可能是「真正的最佳解答」。如果人類不假思索地遵循電腦提供的答案，不用多久，連思考也變得均一化，那人類豈不走向衰落？

生物體不斷尋求多樣性才得以進化而來。從這些多樣性中，最適應環境的個體生存下來、繁衍後代，所以，可以說記憶的多樣性才是人類今後生存和進步最重要的事情。

結語　遺忘是好事

「大腦會製造用於遺忘的蛋白質」以及「新生神經元會主動消除舊的記憶」，最新的腦科學揭示的這兩個事實，對一直在研究大腦的我來說十分衝擊。而這兩個事實與我心中的看法是一致的，也就是「遺忘對於保持大腦健康至關重要」。

這些事實，與公眾的認知「不想忘記曾經記住的東西」有很大的落差。許多人深信「忘記是壞事」，而推翻這個論點是我寫這本書的動機。讀到這裡，我想大家都明白了忘記是多麼重要的一件事。

你不必因為忘記而感到內疚。我們從小學就被灌輸以「回答」為中心的教育，對於忘記的罪惡感，很大程度是受其影響。即使能記住課本上的內容並立即作答，也可以說在這個現代社會沒有任何價值。

相反，重要的是「提問」。尋求課本中沒有的答案。而提問者本身，也必須仔細觀察對象，靠自己「思考」。與其死記硬背、背多分，扔掉對你來說不需要的記憶，根據你積累的語義記憶進行思考，然後提出問題，這才是未來世界所需要的。

正是「遺忘」才導致「思考」。既然「思考」是將過去的記憶組合起來，尋找新的解釋，那麼，無論是有意識還是無意識，「捨棄哪些記憶」就是一個人的個性，也是一個人獨特思考的出發點。

請記得，主動遺忘是人類大腦天生具有的功能。遺忘可以讓大腦適應新時代並為未來做出改變。

這推翻了以往的常識。捨棄不必要的記憶，才能創造出新的自己。不要害怕忘記，為了創造新的自己，積極地享受人生吧。締造新記憶的前方，肯定有光明的未來在等待著我們。

高寶書版集團
gobooks.com.tw

HD 149

遺忘力　大腦最強本能：忘掉想忘的，記得該記的，重新校正腦力健康
忘れる脳力　脳寿命を伸ばすにはどんどん忘れなさい

作　　者　岩立康男
譯　　者　高秋雅
責任編輯　吳珮旻
封面設計　林政嘉
內頁排版　賴姵均
企　　劃　鍾惠鈞
版　　權　劉昱昕

發 行 人　朱凱蕾
出　　版　英屬維京群島商高寶國際有限公司台灣分公司
　　　　　Global Group Holdings, Ltd.
地　　址　台北市內湖區洲子街 88 號 3 樓
網　　址　gobooks.com.tw
電　　話　（02）27992788
電　　郵　readers@gobooks.com.tw（讀者服務部）
傳　　真　出版部（02）27990909　行銷部（02）27993088
郵政劃撥　19394552
戶　　名　英屬維京群島商高寶國際有限公司台灣分公司
發　　行　英屬維京群島商高寶國際有限公司台灣分公司
初版日期　2024 年 01 月

WASURERU NŌRYOKU
BY Yasuo Iwadate

Original Japanese edition published by Asahi Shimbun Publications Inc., Japan
Chinese translation rights in complex characters arranged with Asahi Shimbun Publications Inc., Japan through BARDON-Chinese Media Agency, Taipei

國家圖書館出版品預行編目（CIP）資料

遺忘力 大腦最強本能：忘掉想忘的，記得該記的，重新校正腦力健康 / 岩立康男著；高秋雅譯 . -- 初版 . -- 臺北市：英屬維京群島商高寶國際有限公司臺灣分公司，2024.01
　面；　公分 .--（HD 149）

譯自：忘れる脳力：脳寿命を伸ばすにはどんどん忘れなさい

ISBN 978-986-506-896-7（平裝）

1. 健腦法　2.CST: 記憶

411.19　　112022769

GOBOOKS
& SITAK
GROUP©